Dedeepya Devi
Punithavathy R.
Satyam M.

Controle de placa

Dedeepya Devi
Punithavathy R.
Satyam M.

Controle de placa

ScienciaScripts

Imprint

Cover image: www.ingimage.com

This book is a translation from the original published under ISBN 978-620-8-16985-5.

Publisher:
Sciencia Scripts
is a trademark of
Dodo Books Indian Ocean Ltd. and OmniScriptum S.R.L publishing group

120 High Road, East Finchley, London, N2 9ED, United Kingdom
Str. Armeneasca 28/1, office 1, Chisinau MD-2012, Republic of Moldova, Europe
Printed at: see last page
ISBN: 978-620-8-22033-4

CONTROLO DE PLACAS

mais do que um coletivo de um ou mais tipos de microrganismos que podem crescer em muitas superfícies diferentes. Os microrganismos que formam biofilmes incluem bactérias, fungos e protistas. A camada de lodo que se forma nas rochas dos cursos de água é um exemplo clássico de um biofilme. Os biofilmes são omnipresentes; formam-se em praticamente todas as superfícies imersas em ambientes aquosos naturais. Os biofilmes formam-se com particular rapidez em sistemas de fluxo onde as bactérias recebem regularmente nutrientes. A razão da existência do biofilme é o facto de permitir que os microrganismos se fixem e se multipliquem nas superfícies.

Os microrganismos sofrem uma vasta gama de adaptações fisiológicas e morfológicas em resposta a alterações ambientais. Nos biofilmes, diferentes proporções de substâncias químicas, nutrientes e oxigénio criam microambientes aos quais os microrganismos se adaptam para sobreviver. A perceção e o processamento da informação química do ambiente constituem uma parte central do controlo regulador destas respostas adaptativas. A adaptação a um estilo de vida em biofilme envolve a regulação de um vasto conjunto de genes, pelo que os microrganismos são capazes de otimizar as propriedades fenotípicas para o ambiente específico. Consequentemente, os microrganismos do biofilme diferem fenotipicamente dos seus homólogos planctónicos. Nos últimos 20-25 anos, surgiram várias descobertas e conceitos novos e importantes sobre a etiopatogénese da doença periodontal, incluindo o reconhecimento da placa bacteriana dentária como um biofilme microbiano.[1]

A placa bacteriana forma-se naturalmente nos dentes e actua como parte das defesas do hospedeiro, ajudando a prevenir a colonização por microrganismos exógenos e frequentemente patogénicos. No entanto, se se permitir que a placa se acumule para além dos níveis compatíveis com a saúde, pode ocorrer uma doença.

A placa bacteriana está associada a duas das doenças mais comuns que afectam os indivíduos, nomeadamente a cárie dentária e as doenças periodontais. A natureza generalizada destas doenças, juntamente com os seus enormes custos de tratamento, deu um grande impulso à investigação de melhores meios de controlo da formação da placa bacteriana.

A doença periodontal refere-se aos processos inflamatórios nos tecidos à volta dos dentes que reagem à acumulação bacteriana ou dentária nos dentes. A acumulação de placas bacterianas nos dentes e à sua volta está associada à cárie dentária e à gengivite crónica generalizada. Assim, parece ser racional assumir que os métodos para evitar a formação de placa bacteriana ou remover a placa bacteriana dos dentes devem ser afectados na prevalência destas duas condições comuns.[2]

Um dos principais aspectos da prática da medicina dentária é o controlo da placa bacteriana. Esta prática incentiva cada paciente a assumir a responsabilidade quotidiana pela sua própria saúde oral. Uma saúde oral óptima não pode ser obtida ou mantida sem terapia periodontal. Em todos os procedimentos dentários, cada paciente deve ser treinado e encorajado a seguir um controlo regular da placa bacteriana. O controlo eficaz da placa bacteriana permite que as pessoas com problemas gengivais e periodontais recuperem a saúde, evita a deterioração dos dentes e mantém a saúde oral durante toda a vida.

O principal objetivo do tratamento periodontal é alcançar um estado saudável do periodonto. A placa dentária e os biofilmes orais são os principais factores causais da maioria das doenças periodontais. A terapia periodontal ajuda a reduzir a profundidade de sondagem, a hemorragia à sondagem e a manter ou aumentar o nível de fixação clínica. Também ajuda a prevenir futuras perdas de inserção e a garantir a estabilidade a longo prazo dos tecidos periodontais. Juntamente com as melhorias clínicas, há uma mudança ecológica na composição microbiana subgengival, de um perfil microbiano relacionado com a doença para um perfil compatível com a saúde.

A criação de programas eficazes para a prevenção e controlo das doenças periodontais, tanto nos países em vias de desenvolvimento como nos países industrializados, requer uma compreensão profunda dos vários factores etiológicos que contribuem para o início e progressão destas doenças. A colonização das superfícies dentárias por bactérias é reconhecida como o principal fator etiológico da cárie dentária, gengivite e periodontite. Esta colonização de microrganismos na superfície dentária é designada por placa dentária ou biofilme oral.[3]

O controlo da placa bacteriana consiste na utilização de procedimentos mecânicos e agentes químicos que retardam a formação da placa bacteriana. Os métodos mecânicos de prevenção da placa bacteriana incluem a escovagem dos dentes, a higiene oral e a profilaxia profissional para lavagem interdentária.

Atualmente, o método mais eficaz de controlo da placa bacteriana parece ser o controlo mecânico da placa bacteriana. O controlo químico da placa bacteriana foi utilizado apenas como complemento e não como substituto dos meios mecânicos. Quando as ajudas mecânicas e químicas foram combinadas, melhoraram o desempenho do controlo da placa bacteriana. O controlo da placa bacteriana é um dos marcos da medicina dentária, que não pode ser feito ou mantido sem saúde oral. O controlo da placa bacteriana significa, portanto, proteção da saúde para um bom periodonto; cuidados óptimos para as doenças periodontais.[3]

O controlo mecânico da placa bacteriana é a forma mais importante de se livrar da acumulação diária de placa bacteriana. Com o desenvolvimento contínuo do estilo de vida, os métodos de controlo mecânico da placa bacteriana também estão a avançar de dia para dia. O controlo mecânico da placa bacteriana é de dois tipos: convencional e avançado. Houve um tempo em que as pessoas costumavam limpar os dentes com paus de mastigar, que mais tarde foram modificados para escovas de dentes manuais, e agora, há a era dos métodos avançados de controlo da placa bacteriana, tais como, escova de dentes eléctrica, escovas ultra-sónicas, escovas iónicas, escovas de dentes mastigáveis, escovas de dentes a laser, escovas de dentes com tufos nas extremidades, dispositivos de fio dental elétrico para controlo da placa interdental e dispositivos de irrigação oral para controlo da placa pan-oral. Os dispositivos mecânicos convencionais de controlo da placa bacteriana, como a escova de dentes manual, os palitos de mastigar e os fios dentais, exigem destreza manual e consomem muito tempo, ao passo que os avanços recentes são mais precisos e consomem menos tempo. Estes dispositivos avançados devem ser incluídos nas medidas de rotina de controlo mecânico da placa bacteriana.[4]

O controlo mecânico da placa bacteriana é a base da prevenção das doenças orais, mas requer uma grande cooperação e motivação por parte do doente; por conseguinte, os agentes químicos de controlo da placa bacteriana actuam como adjuvantes úteis para alcançar os resultados desejados. Os agentes antimicrobianos e antiplaca presentes nos dentífricos e nos enxaguamentos orais actuam de várias formas para reduzir ou remover os biofilmes dentários e inibir o crescimento bacteriano. Por conseguinte, são importantes novos métodos para o controlo das doenças relacionadas com a placa bacteriana na hora. Os probióticos têm como objetivo a remoção de bactérias patogénicas para garantir a regulação biológica da placa bacteriana. Os probióticos não têm apenas propriedades antimicrobianas, mas também são capazes de modular o sistema imunitário para acções anti-inflamatórias. Está atualmente a ser desenvolvido um outro campo de investigação para a vacinação contra doenças relacionadas com o biofilme oral. A investigação adicional para determinar a utilização potencial destes agentes é da maior importância. Os produtos naturais fornecem substâncias estruturalmente diversas com uma vasta gama de biodiversidade que podem ser úteis para uma terapia alternativa ou adjuvante da placa bacteriana. Assim, o controlo químico da placa bacteriana, embora seja apenas um complemento do controlo mecânico da placa bacteriana, oferece promessas, desafios e áreas inexploradas. Estão em curso novos desenvolvimentos e não está muito longe o dia em que a placa bacteriana poderá ser controlada de forma mais fácil, eficaz e exacta em segundos.[5]

História

Por volta de 1680, Antony van Leeuwenhoek, um comerciante holandês de produtos secos, observou e descreveu os primeiros microrganismos no tártaro dos seus dentes com o seu microscópio primitivo. Estes micróbios observados por ele são algumas das bactérias mais abundantes que residem na cavidade oral, incluindo cocos, espiroquetas e bactérias fusiformes.

A teoria quimioparasitária de Miller, juntamente com a descrição de "placas microbianas gelatinosas" - agora vulgarmente conhecidas como "placa dentária". No entanto, as implicações totais da placa dentária não são percebidas até à publicação do trabalho de Black em 1898, no qual se refere à placa dentária como "placas microbianas gelatinosas". O trabalho de Black, juntamente com a teoria quimioparasitária de Miller, estabeleceu o papel importante da placa dentária na etiologia da cárie dentária. M. A. Listgaten, ao analisar a placa dentária associada a dentes periodontalmente saudáveis e doentes utilizando microscopia eletrónica, observou que existem diferenças qualitativas distintas entre a placa supra e subgengival, saudável e associada a doenças.

Em 1978, o Dr. J. W. Costerton inventou a palavra "biofilme", referindo-se à comunidade bacteriana fechada em mármore. A introdução da teoria do biofilme no campo da microbiologia oral deu um impulso aos investigadores para analisarem mais de perto a placa dentária, o primeiro biofilme descrito por Antony van Leeuwenhoek.

W. J. Loesche propôs a "hipótese da placa específica", segundo a qual apenas algumas espécies específicas, como o S. mutans e o Streptococcus sobrinus, estão ativamente envolvidas na doença. Marsh, na sua "hipótese da placa ecológica", no caso de biofilmes complexos, não é apenas a presença de um único organismo numa comunidade complexa que determina as propriedades de um biofilme, mas são as interações entre os residentes do biofilme que são cruciais.[6]

Embora durante um breve período de tempo, no final dos anos 50, tenha havido uma tendência para agrupar todas as formações de placa como uma única entidade, reconhece-se agora que os biólogos descritivos estavam provavelmente corretos nas suas observações meticulosas de que a placa dentária não é uma estrutura uniforme, mas que, de facto, varia de dente para dente e de local para local em cada dente. Assim, a placa supragengival parece ser distinta, tanto morfológica como bacteriologicamente, da placa subgengival.

Estudos clínicos e em animais de grande dimensão indicaram que a flora microbiana oral na placa dentária é responsável por duas doenças orais importantes: a cárie dentária e a periodontite. Desde então, foram realizados vários estudos para a deteção precoce da placa dentária, utilizando diferentes soluções de desinfeção, e foram desenvolvidos vários meios mecânicos e químicos para controlar e prevenir a placa dentária.[7]

Em 1914, Skinner utilizou a primeira solução reveladora, o iodo, para ensinar os cuidados caseiros com a boca e recomendou a utilização de uma solução reveladora para assegurar a remoção de todas as "substâncias estranhas". Em 1920, Berwick introduziu um corante que era a combinação do verde brilhante e do violeta de cristal, seguido por Easlick (1935) que utilizou o castanho bismark e Ray- bin (1943) que utilizou o violeta de gention e provou as vantagens do corante sem iodo. Amim (1958,63) estava a popularizar o uso de agentes reveladores e introduziu o uso do corante F. D. & C Red#3 (eritrosina). Em 1971, Heffemen e os seus colegas observaram que a placa, o cálculo e as manchas eram mais visíveis sob iluminação ultravioleta e, no ano seguinte, Lang et al. (1972) examinaram a aplicabilidade de um agente revelador fluorescente utilizado com o Plaklite®.

No mesmo ano, Block et al. desenvolveram um teste com dois corantes que coravam a placa mais madura de azul (F. D. & C. Green #3) e a placa recém-formada de vermelho (F. D. & C. Red #3), fornecendo assim um "guia de cores" quanto à idade da placa.[8]

Antes da escova de dentes, foram utilizadas várias medidas de higiene oral, como galhos de árvores, penas de aves, ossos de animais e penas de porco-espinho como instrumento de higiene oral. Por volta de 1600 a.C., foi registada a utilização de "paus de mastigar". Um galho de Neem e da família de plantas Salvadoraceae era mastigado até se tornar numa escova. Atribui-se a William Addisis a conceção da primeira escova de dentes produzida em massa em Inglaterra, que entrou no mercado em 1780. Em 1938, as cerdas de nylon foram introduzidas nas escovas de dentes fabricadas pela DuPont. O protótipo da primeira escova de dentes eléctrica foi desenvolvido na Suíça pelo Dr. Phillippe Guy Woog em 1939, mas só foi lançado em 1954. Em 1960, a Squibb comercializou a primeira escova de dentes eléctrica de fabrico americano, chamada Broxodent. A General Electric introduziu uma escova de dentes recarregável sem fios em 1961 e, em 1987, a Interplak foi a primeira escova de dentes eléctrica de ação rotativa para uso doméstico.[4]

Os dentífricos e as pastas de dentes não são, de forma alguma, invenções dos tempos modernos. Por volta de 3000-5000 a.C., os antigos egípcios desenvolveram pela primeira vez um creme dentário que continha cinzas em pó de cascos de boi, mirra, cascas de ovos e pedra-pomes, principalmente com o objetivo de remover os resíduos dos dentes. Em 1873, a pasta de dentes foi produzida pela primeira vez em massa num frasco pela Colgate & Co. Em 1892, o Dr. Washington Sheffield, de Connecticut, foi o primeiro a colocar a pasta de dentes num tubo dobrável. Em 1914, ocorreu, sem dúvida, um dos avanços mais importantes na história das pastas de dentes: a introdução do flúor. No entanto, a ADA aprovou a utilização de sais de flúor nas pastas dentífricas em 1960, abrindo caminho para um lançamento global de pastas dentífricas com flúor.[5]

Composição e estrutura da placa dentária

A preocupação com a limpeza das superfícies proximais foi relatada pela primeira vez por Levi Parm- ly (1790- 1859), o inventor do fio dental. Ele afirmou que o dispositivo deveria "ser passado através dos interstícios dos dentes, entre os seus pescoços e as arcadas da gengiva, para desalojar aquela matéria irritante que nenhuma escova pode remover e que é a verdadeira fonte de angústia". O fio dentário de seda era utilizado desde o século XIX, tendo sido posteriormente substituído pelo fio de nylon. A primeira referência conhecida ao enxaguamento bucal encontra-se na medicina chinesa, por volta de 2700 a.C.. Mais tarde, nos períodos grego e romano, o enxaguamento bucal após a limpeza mecânica tornou-se comum. Nos anos 1500, utilizava-se vinho ou cerveja; no final do século XIX, por volta de 1890, foi introduzida a utilização de óleos essenciais entre os hábitos de cuidados dentários.

No entanto, até ao século XX, a avaliação foi observada no desenvolvimento de vários meios mecânicos e químicos, tais como escovas de dentes, meios interdentários, pós dentários, pastas dentárias e elixires, para um tratamento e prevenção eficazes e sustentáveis da placa dentária.[6]

A placa dentária é composta principalmente por microrganismos envoltos numa matriz extracelular. Um grama de placa bacteriana (peso húmido) contém aproximadamente 10(7) bactérias. O número de bactérias na placa supragengival numa única superfície dentária pode exceder 10 (8) células. Numa bolsa periodontal, as contagens podem variar entre 10(9) bactérias numa fenda saudável e mais de 10(10) bactérias numa bolsa profunda. Estima-se que mais de 500 filotipos microbianos distintos podem estar presentes como habitantes naturais da placa dentária.

Um indivíduo pode albergar 150 ou mais espécies diferentes. Os microrganismos não bacterianos que se encontram na placa incluem archaea, leveduras, protozoários e vírus. A matriz intercelular consiste em materiais orgânicos e inorgânicos derivados da saliva, do fluido crevicular gengival e de produtos bacterianos.[7]

Os constituintes orgânicos da matriz incluem polissacáridos, proteínas, glicoproteínas, material lipídico e ADN. A albumina, que provavelmente tem origem no fluido crevicular, foi identificada como um componente da matriz da placa. O material lipídico consiste em resíduos das membranas de células bacterianas e hospedeiras rompidas, vesículas bacterianas e, possivelmente, resíduos alimentares. *As glicoproteínas* da saliva são um componente importante da película que inicialmente reveste uma superfície dentária limpa, mas também são incorporadas no biofilme da placa bacteriana em desenvolvimento. Os polissacáridos produzidos pelas bactérias também contribuem para a porção orgânica da matriz. Estes desempenham um papel importante na manutenção da integridade do biofilme.

Os componentes inorgânicos da placa bacteriana são predominantemente o cálcio e o fósforo, com quantidades vestigiais de outros minerais como o sódio, o potássio e o flúor. A fonte de constituintes inorgânicos da placa supragengival é principalmente a saliva. *À medida que* o conteúdo mineral aumenta, a massa da placa torna-se calcificada, formando o cálculo. O cálculo é frequentemente encontrado em áreas da dentição adjacentes aos ductos salivares (por exemplo, a superfície lingual dos incisivos e caninos mandibulares e a superfície vestibular dos primeiros molares superiores), o que reflecte a elevada concentração de minerais disponíveis na saliva nessas regiões. Os componentes inorgânicos da placa subgengival são derivados do fluido crevicular. A calcificação da placa subgengival também resulta na formação de cálculo. O cálculo subgengival é tipicamente verde escuro ou castanho escuro, o que provavelmente reflecte a presença de produtos sanguíneos que estão associados à hemorragia subgengival.[8]

Assim, a placa pode ser diferenciada de outros depósitos que podem ser encontrados na superfície do dente, como o material alba e o cálculo. O material alba refere-se a acumulações moles de bactérias, matéria alimentar e células dos tecidos que não têm a estrutura organizada da placa dentária e que são facilmente deslocadas por jactos de água.

A placa dentária é geralmente classificada como supragengival ou subgengival com base na sua posição na superfície do dente em direção à margem gengival.

A placa supragengival demonstra tipicamente a organização estratificada de uma acumulação de morfotipos bacterianos em várias camadas. Os cocos Gram-positivos e os bastonetes curtos predominam na superfície do dente, enquanto os bastonetes Gram-negativos e os filamentos, bem como as espiroquetas, predominam na superfície externa da massa de placa madura.[9]

Em geral, a microbiota subgengival difere em composição da placa supragengival, principalmente devido à disponibilidade local de produtos sanguíneos e a um baixo potencial de oxidação-redução (redox), que caracteriza o ambiente anaeróbico. A fenda ou bolsa gengival é banhada pelo fluxo de fluido crevicular, que contém muitas substâncias que as bactérias podem utilizar como nutrientes. É provável que as células inflamatórias e os mediadores do hospedeiro tenham uma influência considerável no estabelecimento e crescimento das bactérias na região subgengival.

Tanto os estudos morfológicos como os microbiológicos da placa subgengival revelam distinções entre as regiões assentes nos dentes e as regiões da placa subgengival associadas aos tecidos moles.[10]

A placa cervical associada ao dente, que adere ao cemento radicular, não difere marcadamente daquela observada na gengivite. Nesse local, predominam os microrganismos filamentosos, mas também ocorrem cocos e bastonetes. Esta placa é dominada por bastonetes e cocos Gram-positivos, incluindo S. *mitis, S.sanguinis, Actmomyces* oris, *Actinomyces naeslundii* e *Eubactenum* spp. No entanto, nas partes mais profundas da bolsa, os organismos filamentosos tornam-se menos numerosos; na porção apical, parecem estar virtualmente ausentes. Em vez disso, a microbiota é dominada por organismos mais pequenos sem uma orientação específica. A borda apical da massa da placa é separada do epitélio juncional por uma camada de leucócitos do hospedeiro, e a população bacteriana desta região apical associada ao dente mostra uma concentração aumentada de bastonetes Gram-negativos.

As camadas de microrganismos que enfrentam o tecido mole não possuem uma matriz intermicrobiana definida e contêm principalmente bastonetes e cocos Gram-negativos, bem como um grande número de filamentos, bastonetes flagelados e espiroquetas. Estudos de placas associadas a células creviculares indicam uma predominância de espécies, tais como S. *oralis, Streptococcus intermedius, Parvimonas micra* (anteriormente *Micromonas micra* e *Peptostr. tococcus* micros), P. *gingivalis,* P. *intermedia, Tannerella Jaras ia* e *Fusobacterium nucleatum.* As células do tecido hospedeiro (por exemplo, glóbulos brancos e células epiteliais) também podem ser encontradas nesta região. As bactérias também se encontram dentro dos tecidos do hospedeiro, como nos tecidos moles e dentro das células epiteliais, bem como nos túbulos dentinários.[11]

A composição da placa subgengival depende da profundidade da bolsa. A parte apical é mais dominada por espiroquetas, cocos e bastonetes, enquanto na parte coronal são observados mais filamentos. A especificidade do local da placa está significativamente associada a doenças do periodonto. A placa marginal, por exemplo, é de importância primordial durante o início e o desenvolvimento da gengivite. A placa supragengival e a placa subgengival associada ao dente são críticas na formação de cálculos e cáries radiculares, enquanto a placa subgengival associada aos tecidos é importante na destruição dos tecidos que caracteriza diferentes formas de periodontite. Os biofilmes também se estabelecem em superfícies artificiais expostas ao ambiente oral, tais como próteses e implantes.[9]

Complexos microbianos supragengivais mais comuns

GRAM POSITIVE BACTERIA	GRAM NEGATIVE BACTERIA
Streptococcus oralis	Selenomonas spp.
Streptococcus sanguinis	Capnocytophaga ochraea
Streptococcus anginosus	Leptotrichia buccalis
Staphylococcus epidermidi	Veillonella dispar.
Actinomyces viscosus	Veillonella parvula
Actinomyces naeslundii	
Gemella morbillorium	
Rothia dentocariosa	

Complexos microbianos subgengivais

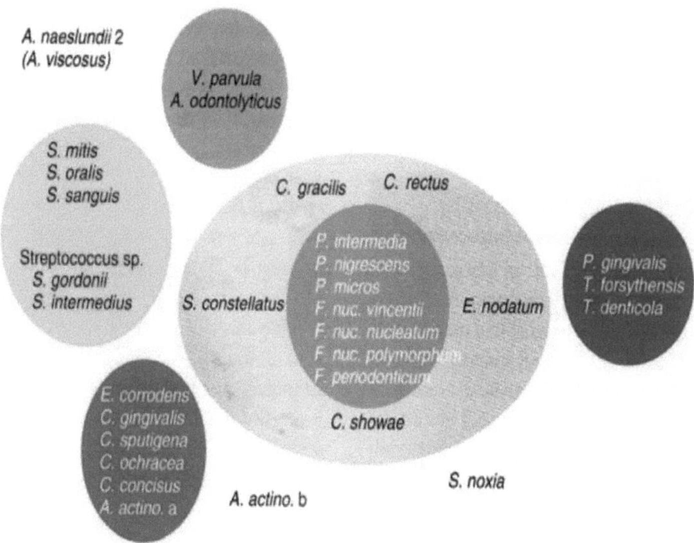

Cluster	Bacterial species	
	Subgingival plaque	Supragingival plaque
Purple cluster	*Veillonella parvula, Actinomyces odontolyticus*	*Veillonella parvula, Neisseria mucosa*
Yellow cluster	*Streptococci* sp.: *S.mitis, S.oralis, S.sanguis, S.gordonii, S.intermedius*	*Streptococcus* sp.: *S. mitis, S. oralis, S. gordonii, S. sanguinis, S. anginosus, S. intermedius, S. constellatus, Leptotrichia buccalis, Propionibacterium acnes, Eubacterium saburreum, Peptostreptococcus micros, Aggregatibacter actinomycetemcomitans*
Green cluster	*Eikenella corrodens, Capnocytophaga gingivalis, Capnocytophaga sputigena, Capnocytophaga ochracea, Capnocytophaga concisus* *Aggregatibacter actinomycetemcomitans serotype a*	*Capnocytophaga sputigena* *Eikenella corrodens* *Capnocytophaga gingivalis*
Orange cluster	*Prevotella intermedia, Prevotella nigrescens, Peptostreptococcus micros, Campylobacter gracilis, Campylobacter rectus, Fusobacterium periodonticum* *Fusobacterium nucleatum* subsp. *nucleatum, Fusobacterium nucleatum* subsp.*vincentii, S.constellatus, Eubacterium nodatum, Campylobacte showae, Fusobacterium nucleatum* subsp. *polymorphum*	*Campylobacter showae, Campylobacter rectus* *Fusobacterium nucleatum* subsp. *nucleatum, F. n.* subsp. *vincentii, Fusobacterium periodon ticum, F. n.* subsp. *polymorphum, Campy lobacter gracilis, Prevotella inter-media, Prevotella nigrescens, Gemella morbillorum, Capnocytophaga ochracea, Selenomonas noxia, Prevotella melaninogenica*
Red cluster	*Porphyromonas gingivalis, Tannerella forsythia, Treponema denticola, Actinomyce viscosus, Selenomonas noxia, Aggregatibacter actinomy-cetemcomitans serotype b*	*Porphyromonas gingivalis, Tannerella forsythia, Treponema denticola, Eubacterium nodatum, Treponema socranskii*

Classificação da placa bacteriana

Com base na sua relação com a margem gengival, a placa bacteriana é diferenciada em duas categorias, a placa supragengival e a placa subgengival A placa supragengival é ainda diferenciada em:

A placa coronal, que está em contacto apenas com a superfície do dente, e a placa marginal, que está associada à superfície do dente na margem gengival.

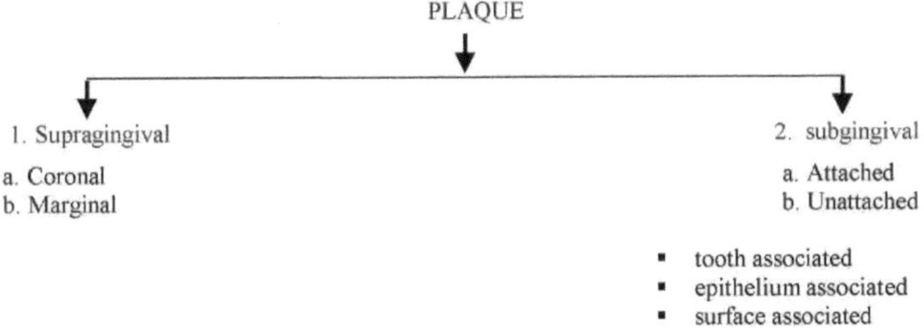

Placa supragengival

Só pode ser detectada clinicamente depois de ter atingido uma determinada espessura. Pequenas quantidades de placa podem ser visualizadas através da utilização de agentes reveladores. A cor varia entre o cinzento e o amarelado. A taxa de formação e a localização da placa variam entre indivíduos e são influenciadas pela dieta, idade, factores salivares, higiene oral, alinhamento dos dentes, doenças sistémicas e factores do hospedeiro.

Placa subgengival

Normalmente é fina, está contida nos sulcos gengivais ou na bolsa periodontal e, por isso, não pode ser detectada por observação direta. A sua presença só pode ser identificada através da passagem de uma sonda à volta da margem gengival.

Placa subgengival associada ao dente

A estrutura é semelhante à da placa supragengival. A flora é dominada por cocos Grampositivos, bastonetes, bactérias filamentosas e alguns/ poucos cocos Gram-negativos e bastonetes. Esta flora está associada à formação de cálculos, cáries radiculares e reabsorção radicular.

Placa subgengival associada ao epitélio

Este tipo de placa é pouco aderente porque não possui a matriz interbacteriana e está em associação direta com o epitélio gengival, estendendo-se desde a margem gengival até ao epitélio juncional. Esta placa contém predominantemente bastonetes e cocos Gram-negativos, bem como um grande número de bactérias flageladas e espiroquetas.

Placa associada ao tecido conjuntivo

É normalmente demonstrada em doentes com ANUG e periodontite agressiva localizada. O significado clínico não é claro. A placa não aderente pode ser vista em qualquer sítio. Assim, a placa subgengival associada ao dente é mais importante na formação de cálculos, cáries radiculares e destruição periodontal lentamente progressiva, enquanto o componente bacteriano não aderente está associado a uma rápida destruição periodontal.[10]

subgingival plaque

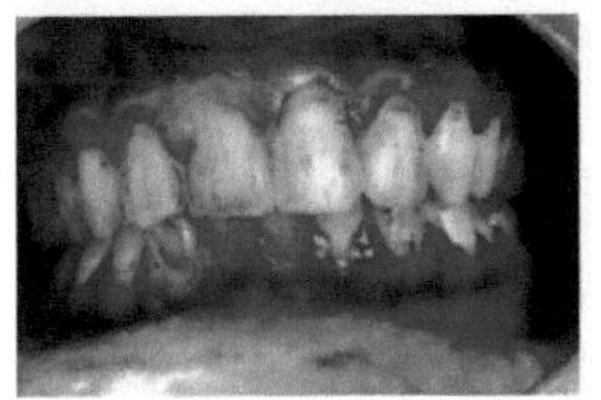

supragingival plaque

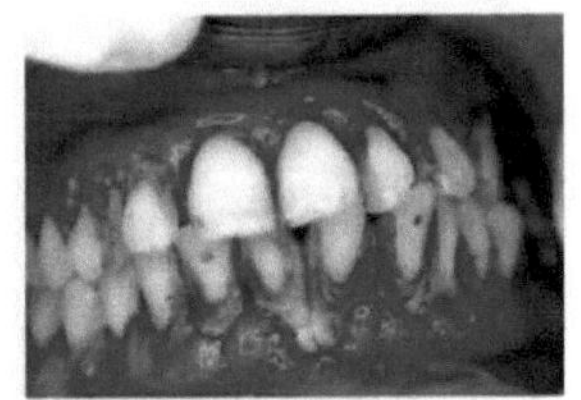

Formação de placa dentária

O processo de formação da placa bacteriana pode ser dividido em três fases principais:

(1) formação da película na superfície do dente;

(2) adesão inicial/adesão de bactérias;

(3) colonização secundária/maturação da placa.

Formação da película

Todas as superfícies da cavidade oral, incluindo os tecidos duros e moles, são revestidas por uma camada de material orgânico conhecida como película adquirida. A película das superfícies dentárias é constituída por mais de 180 péptidos, proteínas e glicoproteínas, incluindo queratinas, mucinas, proteínas ricas em prolina, fosfoproteínas (por exemplo, estaterina), proteínas ricas em histidina e outras moléculas que podem funcionar como locais de adesão (receptores) para as bactérias. Em 2 horas, a película está essencialmente em equilíbrio entre a adsorção e o desprendimento, embora possa ser observada uma maturação adicional da película durante várias horas.[10]

A microscopia eletrónica de transmissão mostra que a película é composta por duas camadas: uma camada basal fina que é muito difícil de remover, mesmo com tratamentos químicos e mecânicos agressivos, e uma camada globular mais espessa, até 1 μm ou mais, que é mais fácil de destacar. A partir destas observações, pode concluir-se que o esmalte dentário está permanentemente coberto por uma película adquirida a partir do momento em que os dentes irrompem.

Consequentemente, as bactérias que aderem às superfícies dentárias não entram em contacto direto com o esmalte, mas interagem com a película de esmalte adquirida. No entanto, a película não é apenas uma matriz de adesão passiva. Muitas proteínas retêm atividade enzimática quando são incorporadas na película, e algumas delas, como as peroxidases, a lisozima e a α-amilase, podem afetar a fisiologia e o metabolismo das células bacterianas aderentes.

Além disso, uma estreita relação ecológica entre a película e a sua microbiologia parece existir. Walker e colaboradores referiram que as amostras de placa dentária só produziam biofilmes in vitro se a superfície em que eram cultivadas contivesse uma película salivar pertencente ao doente que doou a amostra de placa. Não foi possível criar biofilme numa película proveniente de um indivíduo diferente.[11]

Adesão inicial/adesão de bactérias :

Os passos iniciais de transporte e interação com a superfície são essencialmente inespecíficos (ou seja, são os mesmos para todas as bactérias). As interações específicas entre as moléculas "adesinas" da superfície das células microbianas e os receptores na película salivar determinam se uma célula bacteriana permanecerá associada à superfície. Apenas uma proporção relativamente pequena de bactérias orais possui adesinas que interagem com receptores na película do hospedeiro, e estes organismos são geralmente as bactérias mais abundantes em biofilmes no esmalte dentário logo após a limpeza. Durante as primeiras 4-8 horas, 60-80°t6 das bactérias presentes são membros do género Streptococcus. Outras bactérias que estão normalmente presentes nesta altura incluem espécies que não conseguem sobreviver sem oxigénio (aeróbios obrigatórios), tais como Haemophilus spp. e Neisseria spp. bem como organismos que podem crescer na presença ou ausência de oxigénio (anaeróbios facultativos), incluindo Actinomyces spp. e Veillonella spp. Estas espécies são consideradas os "colonizadores primários" das superfícies dentárias. Os colonizadores primários fornecem novos locais de ligação para a adesão de outras bactérias orais. A atividade metabólica dos colonizadores primários modifica o microambiente local de formas que podem influenciar a capacidade de sobrevivência de outras bactérias no biofilme da placa dentária. Por exemplo, ao remover o oxigénio, os colonizadores primários proporcionam condições de baixa tensão de oxigénio que permitem a sobrevivência e o crescimento de anaeróbios obrigatórios.[12]

Colonização secundária e maturação da placa:

As bactérias colonizadoras primárias aderidas à superfície do dente fornecem novos receptores para a fixação de outras bactérias, como parte de um processo conhecido como "coadesão". Juntamente com o crescimento de microrganismos aderentes, a coadesão leva ao desenvolvimento de microcolónias e, eventualmente, a um biofilme maduro. Quando muitas bactérias geneticamente distintas aderem umas às outras e formam aglomerados, é designado por coagregação.

Diferentes espécies ou mesmo diferentes estirpes de uma única espécie têm conjuntos distintos de parceiros de coagregação. As fusobactérias coagregam com todas as outras bactérias orais humanas, ao passo que as Veillonella spp., Capnocytophaga spp. e Prevotella spp. se ligam a Streptococci ·e/ou Actinomyces. Cada célula recém-acrescida torna-se ela própria uma nova superfície e o minério de referência pode atuar como uma ponte de coagregação para o próximo tipo de célula potencialmente acrescida que passa.

Interações bem caracterizadas de colonizadores secundários com colonizadores iniciais incluem a coagregação de E nucleatum com S. sanguinis, P. loescheii com A. oris e C. ochracea com A. oris. Os colonizadores secundários, tais como P. intermedia, P. loescheii, Capnocytophaga spp., F. nucleatum e P. gingivalis, não colonizam inicialmente as superfícies limpas dos dentes, mas aderem a bactérias que já se encontram na massa da placa bacteriana. A transição da placa dentária supragengival inicial para a placa madura que cresce abaixo da margem gengival envolve uma mudança na população microbiana de organismos primariamente gram positivos para um elevado número de bactérias gram negativas.[11]

Por conseguinte, durante as fases posteriores da formação da placa, é provável que predomine a coagregação entre diferentes espécies de gram-negativos. Exemplos deste tipo de interação são a coagregação de E. nucleatum com P. gingivalis ou T. denticola

A ideia de que a coagregação é importante durante a formação de biofilmes orais abre novas perspectivas, especialmente para a utilização de probióticos. Exemplos especiais de coagregações são a formação de espiga de milho, na qual os estreptococos aderem a filamentos de Corynebacterium matruchotii ou Actinomyces spp. e a formação de escova de tubo de ensaio, composta por bactérias filamentosas às quais aderem bastonetes Gram-negativos. Uma análise de mais de 13.000 amostras de placas que avaliou 40 microrganismos subgengivais utilizando uma metodologia de hibridação de ADN definiu "complexos" codificados por cores de microrganismos periodontais que tendem a ser encontrados em conjunto na saúde ou na doença. A composição dos diferentes complexos foi baseada na frequência com que diferentes grupos de microrganismos foram recuperados, e os complexos foram codificados por cores para facilitar a concetualização. É interessante notar que os primeiros colonizadores são independentes de complexos definidos (A. naeslundii e A. oris) ou membros dos complexos amarelo (Streptococcus spp.) ou roxo (A. odontolyticus). Os microrganismos considerados principalmente como colonizadores secundários foram classificados nos complexos verde, laranja e vermelho. O complexo verde inclui E. corrodens, A. actinomycetemcomitans serotipo a, e Capnocytophaga spp. O complexo laranja inclui Fusobacterium, Prevotella, e Canipylobacter spp. Os complexos verde e laranja incluem espécies reconhecidas como patogénicas em infecções periodontais e não periodontais. O complexo vermelho é constituído por P. gingivalis, T. forsythia e T. denticola. Este complexo é de particular interesse porque está associado a hemorragia à sondagem. A existência de complexos de espécies na placa bacteriana é outro reflexo da interdependência bacteriana no ambiente do biofilme .[13]

COLONIZADORES PRIMÁRIOS E SECUNDÁRIOS DURANTE A FORMAÇÃO DA PLACA DENTÁRIA

PRIMARY COLONIZERS	SECONDARY COLONIZERS
S. gordonii	Campylobacter gracilis
S. intermedius	Campylobacter rectus
S. mitis	Campylobacter showae
S. oralis	Eubacterium nodatum
S. sanguinis	actinomycetemcomitans serotype b
Actinomyces gerencseriae	F nucleatum spp nucleatum
Actinomyces israelii	F nucleatum spp vincentii
A. naeslundii	F nucleatum spp polymorphum
A. oris	Fusobacterium periodonticum
A. actinomycetemcomitans serotype	P micra
Capnocytophaga gingivalis	P intermedia
Capnocytophaga ochracea	Prevotella loescheii
Capnocytophaga sputigena	Prevotella nigrescens
Eikenella corrodens	Streptococcus constellatus
Actinomyces odontolyticus	T. forsythi
Veillonella parvula	P gingivalis
	Treponema denticola
	Actinomyces israelii

Etapas do desenvolvimento da placa supragengival. (a) Etapa 1: a evolução do biofilme da placa bacteriana começa com a formação da película, um material acelular na superfície do dente que é maioritariamente composto por glicoproteínas. Nesta micrografia eletrónica, a película é vista como uma linha preta. (b) Passo 2: os microrganismos pioneiros instalam-se na película e formam colónias. Esta micrografia mostra uma placa microbiana com 2 dias de idade no esmalte de um dente humano. As bactérias que aderem à película multiplicaram-se e formaram colónias que se cruzam umas com as outras. Elas cresceram em ângulo reto em relação à superfície do dente. A película é primeiro colonizada por bactérias aeróbias Gram-positivas (principalmente cocos), e 2-4 dias depois é afetada por bastonetes e filamentos Gram-positivos, organismos anaeróbicos Gram-negativos (cocos e filamentos), e fusiformes (Fine 1988, Wilkins 1999). Esta mudança para mais organismos anaeróbios aumenta consideravelmente a patogenicidade do biofilme da placa (Wilkins 1999). (c) Etapa 3: nas fases finais da maturação da placa, aparecem formas espiraladas e espiroquetas, e a placa é composta maioritariamente por organismos filamentosos. Estas colónias agregam-se num biofilme de placa coeso.[10]

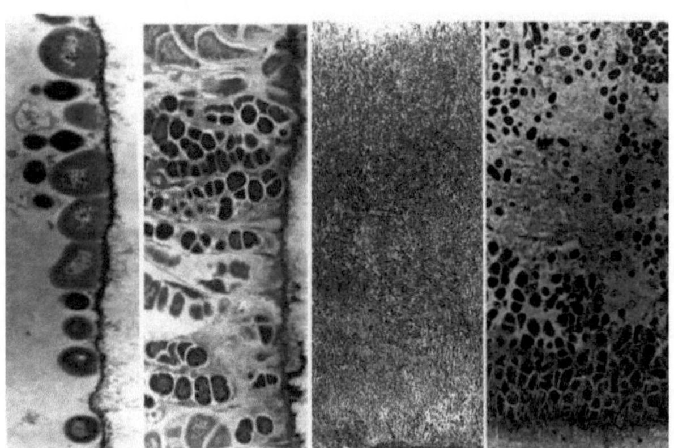

ASPECTO DE ESPIGA DE MILHO NA FORMAÇÃO DE PLACA SUPRAGENGIVAL

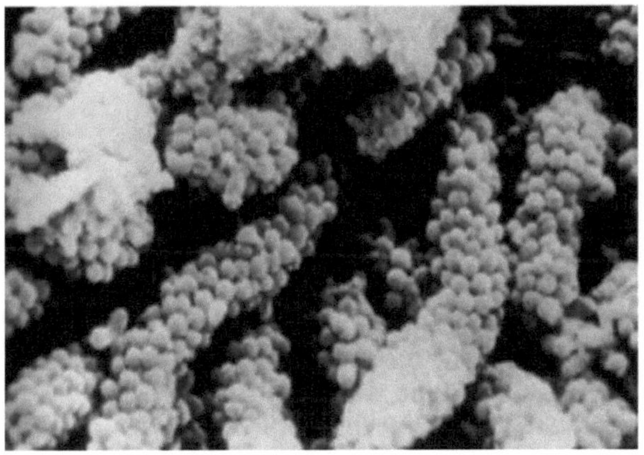

Factores que afectam a placa dentária supra-gengival

Clinicamente, a formação inicial de placa bacteriana nos dentes segue um crescimento exponencial. Durante as primeiras 24 horas, quando se começa com uma superfície dentária limpa, o crescimento da placa é insignificante do ponto de vista clínico (ou seja, <3% de cobertura da superfície vestibular do dente, que é uma quantidade quase indetetável clinicamente). Este "tempo de atraso" é o resultado da população microbiana que tem de atingir um determinado tamanho antes de poder ser facilmente detectada por um clínico. Durante os 3 dias seguintes, a cobertura progride rapidamente até ao ponto em que, ao fim de 4 dias, uma média de 30% da área coronal total do dente estará coberta por placa bacteriana. A composição microbiana da placa dentária irá mudar para uma flora mais anaeróbia e mais Gram-negativa, incluindo um influxo de Fusobactérias, filamentos, formas espirais e espiroquetas. Este facto foi claramente ilustrado em estudos experimentais de gengivite. Com esta mudança ecológica dentro do biofilme, há uma transição do ambiente aeróbio inicial, que é caracterizado por espécies facultativas Gram-positivas, para um ambiente altamente privado de oxigénio, no qual predominam microrganismos anaeróbios Gram-negativos. O crescimento bacteriano na placa bacteriana mais antiga é muito mais lento do que na placa dentária recém-formada, presumivelmente porque os nutrientes se tornam limitantes para grande parte da biomassa da placa.[14]

Topografia da placa supragengival

A formação precoce da placa bacteriana nos dentes segue um padrão topográfico típico, com crescimento inicial ao longo da margem gengival e a partir dos espaços interdentários (ou seja, as áreas protegidas das forças de cisalhamento). Mais tarde, pode ser observada uma extensão adicional na direção coronal. Este padrão pode alterar-se severamente quando a superfície do dente contém irregularidades que favorecem o crescimento.

Através da multiplicação, as bactérias espalham-se subsequentemente a partir destas áreas iniciais como uma monocamada relativamente uniforme. As irregularidades da superfície são também responsáveis pelo chamado padrão individualizado de crescimento da placa bacteriana, que se reproduz na ausência de uma higiene oral óptima. Este fenómeno ilustra a importância da rugosidade da superfície no crescimento da placa bacteriana, o que deverá conduzir a opções de tratamento clínico adequadas.[10]

Microrrugosidade da superfície

As superfícies intra-orais rugosas (por exemplo, margens de coroas, pilares de implantes e bases de próteses) acumulam e retêm mais placa bacteriana e cálculo em termos de espessura, área e unidades formadoras de colónias. A placa bacteriana abundante também revela um aumento da maturidade/patogenicidade dos seus componentes bacterianos, que se caracteriza por uma maior proporção de organismos móveis e espiroquetas e/ou um empacotamento mais denso dos mesmos. O alisamento de uma superfície intra-oral diminui a taxa de formação de placa bacteriana.

Variáveis individuais que influenciam a formação de placas

A taxa de formação de placa difere significativamente entre indivíduos e estas diferenças podem sobrepor-se às caraterísticas da superfície. É frequentemente feita uma distinção entre formadores de placas "pesados" (rápidos) e "ligeiros" (lentos). Uma análise de regressão múltipla mostrou que a molhabilidade clínica das superfícies dentárias, a agregação de bactérias orais induzida pela saliva e as condições de fluxo salivar relativo em torno dos dentes amostrados explicaram 90% da variação.[11]

Variação dentro da dentição

Dentro de uma arcada dentária, podem ser detectadas grandes diferenças na taxa de crescimento da placa bacteriana. Em geral, no início, a formação da placa ocorre mais rapidamente: no maxilar inferior (em comparação com o maxilar superior), nas áreas molares, nas superfícies dentárias vestibulares (em comparação com os locais palatinos, especialmente no maxilar superior) e nas regiões interdentais (em comparação com as superfícies vestibulares ou linguais).

Impacto da inflamação gengival e da saliva

Vários estudos indicam claramente que a formação precoce de placa bacteriana in vivo é mais rápida nas superfícies dentárias que enfrentam margens gengivais inflamadas do que naquelas adjacentes a gengiva saudável. Estes estudos sugerem que o aumento da produção de fluido crevicular aumenta a formação da placa bacteriana. Provavelmente, algumas substâncias deste exsudado (por exemplo, minerais, proteínas, hidratos de carbono) favorecem tanto a adesão inicial como o crescimento das bactérias colonizadoras iniciais. Além disso, sabe-se que, durante a noite, a taxa de crescimento da placa é reduzida em cerca de 50%. Isto parece surpreendente, porque seria de esperar que a redução da remoção da placa bacteriana e a diminuição do fluxo salivar durante a noite aumentassem o crescimento da placa bacteriana. O facto de a placa supra-gengival obter os seus nutrientes principalmente da saliva parece ser de maior importância do que a atividade antibacteriana da saliva.[15]

Quantidade de placa dentária (índices)

O Council on Dental Therapeutics da American Dental Association (1985) elaborou recentemente Diretrizes para a aceitação de produtos quimioterapêuticos para o controlo da placa dentária supragengival e da gengivite. Este documento descreve a placa dentária microbiana como "uma entidade altamente variável resultante da colonização e do crescimento de microrganismos nas superfícies dos dentes e dos tecidos moles orais e que consiste num número de espécies e estirpes microbianas incorporadas numa matriz extracelular. Clinicamente, a placa é encontrada supragengivalmente e subgengivalmente, bem como nas superfícies orais, incluindo restaurações e aparelhos orais."[16]

A escolha de um sistema de índice a ser usado em testes clínicos deve ser feita em termos dos objectivos do ensaio, do tamanho da população, do período do estudo e do tipo e extensão da mudança prevista. Os índices para a medição de acumulações moles nos dentes foram revistos na Conferência de 1973 sobre Ensaios Clínicos de Agentes Utilizados na Prevenção e Tratamento de Doenças Periodontais.

Os índices para medir a placa bacteriana são suficientemente discriminatórios para mostrar diferenças entre as variáveis que afectam o desenvolvimento e o crescimento da placa bacteriana. Os índices actuais geralmente estimam a placa bacteriana quantitativamente, quer em termos da área do dente coberta, quer em termos da espessura do material na área medida. Os índices baseiam-se geralmente em medições não lineares e devem ser tratados como pontuações atribuídas numa escala arbitrária.[17]

Componente de placa do Índice de Doença Periodontal de Ramfjord

O índice é utilizado nos seis dentes selecionados por Ramfjord (dentes números 3, 9, 12, 19, 25 e 28) após coloração com solução castanha de Bismarck. Os critérios consistem em medir a presença e a extensão da placa bacteriana numa escala de 0 a 3, observando especificamente todas as superfícies interproximais faciais e linguais dos dentes indicadores. O critério de pontuação é o seguinte:

0 - Nenhuma placa presente.

1 - Placa presente em algumas mas não em todas as superfícies interproximais, vestibulares e linguais do dente.

2 - Placa presente em todas as superfícies interproximais bucais e linguais, mas cobrindo menos de metade das superfícies.

3 - Placa que se estende por todas as superfícies interproximais, vestibulares e linguais, cobrindo mais de metade destas superfícies.

Apenas os dentes totalmente irrompidos são pontuados e os dentes em falta não devem ser substituídos. Pontuação total

Plaque score of an individual = ——————————

Number of teeth examined

Utilizações

Adequado para :

Estudos longitudinais da doença periodontal.

Inquéritos epidemiológicos.

Ensaios clínicos de agentes preventivos ou terapêuticos.

Índice de Higiene Oral Simplificado de Greene e Vermillion (1964)

O OHI-S mede a área da superfície do dente que está coberta por detritos e cálculo. É constituído por dois componentes:

- Índice de detritos simplificado (DI-S).
- Índice de cálculo simplificado (CI-S).

Critérios de pontuação para DI-S

0 - Não existem detritos ou manchas.

1 - Resíduos moles que não cubram mais de um terço da superfície do dente ou a presença de

manchas extrínsecas sem outros detritos, independentemente da superfície coberta.

2 - Detritos moles, cobrindo mais de um terço mas não mais de dois terços da superfície dentária exposta.

3 - Detritos moles, cobrindo mais de dois terços da superfície dentária exposta.

Critérios de pontuação para CI-S

0 - Não existem cálculos.

1 - Cálculo supragengival que não cobre mais de um terço da superfície dentária exposta.

2 - Cálculo supragengival cobrindo mais de um terço,

mas não mais de dois terços da superfície dentária exposta ou a presença de manchas individuais de cálculo subgengival em torno da porção cervical do dente ou ambos.

3 - Cálculo supragengival cobrindo mais de dois terços da superfície dentária exposta ou uma faixa pesada e contínua de cálculo subgengival à volta da porção cervical do dente, ou ambos. Método

Cada componente é avaliado numa escala de 0 a 3. Para o exame, utiliza-se apenas um espelho bucal e um explorador dentário do tipo Shepherd's Crook ou foice, sem qualquer agente revelador. As seis superfícies dentárias examinadas são as seguintes: 3, 8, 14, 24 (superfície facial) e 19, 30 (superfícies linguais). Cada superfície dentária é dividida horizontalmente em terços gengivais, médios e incisais. Para o DI-S, um explorador dentário é colocado no terço incisal e movido em direção ao terço gengival e são atribuídas pontuações de acordo com os critérios. A pontuação DI-S por pessoa é obtida totalizando a pontuação dos detritos por superfície dentária e dividindo-a pelo número de superfícies examinadas. A avaliação CI-S é realizada colocando suavemente um explorador dentário na fenda gengival distal e puxando-o subgengivalmente desde a área de contacto distal até à área de contacto mesial. A pontuação é efectuada de acordo com os critérios. A pontuação CI-S por pessoa é obtida pela soma das pontuações de cálculo por superfície dentária e dividida pelo número de superfícies examinadas. A pontuação OHI-S por pessoa é o total das pontuações DI-S e CI-S por pessoa. Os níveis clínicos de limpeza oral para detritos que podem ser associados a grupos (DI-S, CIS) de pontuações são os seguintes

Bom - 0,0 a 0,6

Razoável - 0,7 a 1,8

Fraco - 1,9 a 3,0

Os níveis clínicos de higiene oral que podem ser associados às pontuações do grupo OH1-

S são os seguintes

Bom - 0,0 a 1,2

Razoável - 1,3 a 3,0

Fraco - 3,1 a 6,0[18]

Modificação de Turesky-Gilmore-Glickman do índice de placa de Quigley Hein (1970)

A placa bacteriana é avaliada nas superfícies facial e lingual de todos os dentes após a utilização de um agente revelador. Obtém-se uma pontuação da placa por pessoa, totalizando todas as pontuações da placa e dividindo-a pelo número de superfícies examinadas. Este sistema de pontuação da placa é relativamente fácil de utilizar devido às definições objectivas de cada pontuação numérica. O ponto forte deste índice de placa é a sua aplicação a estudos longitudinais e ensaios clínicos de agentes preventivos e terapêuticos.

Critérios de pontuação

0 - Sem placa

1 - Manchas separadas de placa bacteriana na margem cervical do dente

2 - Uma banda fina e contínua de placa (até 1 mm) na margem cervical

3 - Uma banda de placa bacteriana com mais de 1 mm de largura, mas que cobre menos de um terço da coroa

4 - Placa cobrindo pelo menos um terço mas menos de dois terços da coroa 5 - Placa cobrindo dois terços ou mais da coroa.

Placa Indx de Sillness e Loe (1964)

É único entre os índices utilizados para a avaliação da placa bacteriana porque ignora a extensão coronal da placa na área da superfície do dente e avalia apenas a espessura da placa na área gengival do dente.

Método

A avaliação ou pontuação é feita em toda a dentição ou em dentes selecionados. As superfícies examinadas são as quatro áreas gengivais do dente, ou seja, as superfícies distofacial, facial, mesiofacial e lingual. Um espelho bucal, uma fonte de luz, um explorador dentário e a secagem ao ar dos dentes e da gengiva são utilizados na pontuação deste índice. Apenas a placa bacteriana do terço cervical do dente é avaliada, sem atenção à placa bacteriana que se estendeu aos terços médio ou incisal.

Critérios de pontuação

0 - Sem placa na área gengival

1 - Uma película de placa bacteriana aderente à margem gengival livre e à área adjacente do dente, que só pode ser reconhecida através da passagem de uma sonda pela superfície do dente

2 - Acumulação moderada de depósitos moles dentro da bolsa gengival e na margem gengival e/ou superfície dentária adjacente que podem ser vistos a olho nu

3 - Abundância de matéria mole dentro da bolsa gengival e/ou na margem gengival e na superfície dentária adjacente. A pontuação para a área é obtida totalizando as quatro pontuações por dente e dividindo-a por quatro. A pontuação do índice de placa para a pessoa é obtida pela soma das pontuações do índice de placa por dente e dividida pelo número de dentes examinados.

Índice de placas da Marinha modificado

Vantagem

É útil para avaliar os programas de educação para a saúde e a capacidade dos indivíduos para efectuarem práticas de higiene oral. Uma variação do índice de placa navy modificado é o DMPI (Distal mesial plaque index), que coloca mais ênfase nas áreas gengivais e interproximais de um dente. **Procedimento**

Cada superfície dentária é dividida em terço gengival, médio e incisal. O terço gengival é dividido em duas metades (horizontalmente) e ambas as metades gengivais são novamente divididas longitudinalmente em terços distal, médio e mesial. O terço médio divide-se em metades distal e mesial. O terço incisal não é subdividido, dando assim mais ênfase aos dois terços gengivais do dente.

Índice de placa de navy modificado = pontuação total das superfícies dentárias/número de superfícies examinadas[19]

Índices de Mobilidade Dentária Índice de Miller (1938)

O primeiro sinal distinguível de movimento. O movimento do dente que permite que a coroa se desvie até 1 mm da sua posição normal. Facilmente percetível e permite que o dente se desloque mais de 1 mm em qualquer direção ou que seja rodado ou deprimido no alvéolo.

Índice de Glickman (1972)

- Grau I - Ligeiramente mais do que o normal
- Grau II -Moderadamente mais do que o normal
- Grau III - Mobilidade severa faciolingual e/ou mesio-distal combinada com deslocação vertical.

Índice de desempenho da higiene do doente (PHP) por Podshadley e Hadley

Vantagens

i. Foi o primeiro índice desenvolvido com o único objetivo de avaliar o desempenho de um indivíduo na remoção de detritos após a instrução de escovagem dos dentes.

ii. É fácil de utilizar e pode ser realizado. iii. Para a educação individual dos doentes.

Seleção de dentes e superfícies

São selecionadas seis superfícies dos seis dentes (3, 8, 18, 19, 24 e 30).

Regista a presença ou ausência de detritos como 1 ou 0, respetivamente.

$$PHP = \frac{\text{Total debris score}}{\text{No of teeth scored}}$$

Suggested Nominal Scale

Classificação

Excelente - pontuação

Bom - 0,1 a 1,7

Razoável - 1,8 a 3,4

Fraco - 3,5 a 5,0

Peso da placa

1. As folhas de mylar padronizadas e jateadas com areia, fixadas na superfície lingual dos dentes anteriores inferiores, são pesadas quando removidas após

um determinado período de tempo.

2. A remoção da placa bacteriana diretamente do dente e a pesagem subsequente são menos precisas mas mais simples do que as técnicas de lâmina.[20]

Pontuação sem placa por Grant, Stern e Everett Purpose

Determinar a localização, o número e a percentagem de superfícies sem placas para motivação e instrução individual.

Seleção de dentes e superfícies

Todos os dentes erupcionados estão incluídos; são registadas quatro superfícies para cada dente (facial, lingual, mesial e distal).

Procedimento

Aplicar o agente revelador e examinar a superfície de cada dente para verificar se existe placa bacteriana e registar as superfícies a vermelho.

Hemorragia papilar à sondagem

Totalizar o número de pequenos círculos marcados para sangramento. Para uma pessoa com 32 dentes, existem 30 áreas interdentais. A mesial ou distal do dente adjacente a uma área edêntula é sondada e contada.

Cálculos

Pontuação sem placa = Total do número de dentes presentes e total do número de superfícies com placa

$$\text{Plaque-free score} = \frac{\text{Number of plaque-free scores}}{\text{Number of available surfaces}} \times 100$$

Registo de controlo de placas por O'Leary

Semelhante ao resultado sem placas de Grant, Stern e Everett.

Interpretações

Embora 0 por cento seja o ideal, menos de 10 por cento tem sido sugerido como orientação na terapia periodontal. Após a terapia inicial, quando um paciente atinge um nível de 10 por cento de controlo da placa bacteriana, são iniciados os procedimentos periodontais e de restauração necessários. Comparativamente, uma avaliação semelhante utilizando um registo de pontuação livre de placa significaria um objetivo de mais de 90% ou melhor pontuação livre de placa antes de se iniciar a fase cirúrgica do tratamento.

Uma nova técnica, conhecida como o sistema DMPI, foi descrita por Cancro (1983). Este índice dá mais ênfase às porções gengivais ou cervicais do dente, bem como às áreas interproximais. Estas áreas são frequentemente ignoradas pela escova de dentes e podem ser usadas para estudar os efeitos de agentes químicos trazidos para o dente por veículos como a pasta de dentes ou o enxaguatório bucal sem "interferência" da ação mecânica da escovagem. Cada área pode ser classificada como 0, 1, 2 ou 3, dependendo da quantidade de placa nessa área:

0 = ausência de placa;

1 = placa que cobre 1/3 da superfície;

2 = placa que cobre 2/3 da superfície;

3 = placa que cobre toda a área.

A área R é classificada como presença de placa (1) ou ausência de placa (0). As pontuações da placa podem ser representadas como somas por dente, por quadrante ou por área de todos os dentes (por exemplo, pontuações proximais totais). Estudos recentes demonstraram que este índice é facilmente aprendido pelos higienistas dentários e é reproduzível em ensaios clínicos.

Uma outra técnica foi originalmente descrita por Meckel (1973) e mais detalhadamente relatada por Davis & Rees (1975) para pontuar depósitos corados que ocorrem naturalmente nos dentes. O examinador avalia mentalmente a quantidade de depósitos revelados numa superfície inteira do dente. As ilhas discretas de depósitos revelados são somadas mentalmente e adicionadas aos depósitos confluentes para chegar a uma pontuação de cobertura para a superfície do dente. A cobertura é estimada em incrementos de 5%. Finkel- stein & Grossman (1984) publicaram um estudo utilizando este sistema de pontuação.

Cianeio et al. (1984) descreveram uma técnica para avaliar o acúmulo de placa bacteriana em pacientes ortodônticos. Esse sistema, chamado de Índice de Braquete Colado (BBI), pontua a placa associada ao braquete da seguinte forma:

0 = sem placa bacteriana no suporte ou na superfície do dente; 1 = placa bacteriana apenas nos suportes;

2 = placa bacteriana nos brackets, dente, sem extensão para a gengiva;

3 = placa bacteriana no suporte, dente, extensão à papila;

4 = placa bacteriana no bracket, dente, cobertura parcial da gengiva;

5 = placa bacteriana no suporte, dente, cobertura total da gengiva.[21]

Name of Index	Key Teeth	Scoring Criteria	Interpretation for Scores
Plaque Index (PI) **Silness and Loe (1964)**	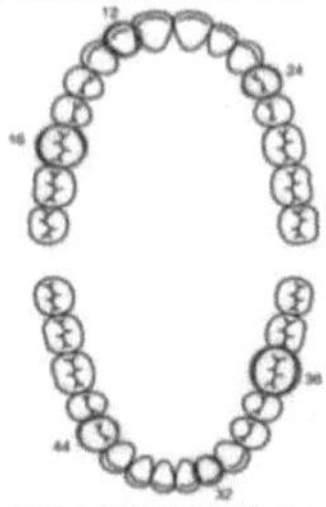 16,12, 24,36,32,44 **Coloring agent (-)**	***0*** *No plaque* ***1*** *plaque adhering to the free gingival margin and adjacent area of the tooth. The plaque may be seen in situ only after application of disclosing solution or by using the probe on the tooth surface.* ***2*** *Moderate accumulation of soft deposits within the gingival pocket, or the tooth and gingival margin which can be seen with the naked eye.* ***3*** *Abundance of soft matter within the gingival pocket And/or on the tooth and gingival margin.* $PI = \frac{\sum Scores\ for\ pluqe}{4\, surface \times number\ of\ teeth\ (6)}$	0 = Excellent hygiene 0.1-0.9 = Good hygiene 1.0-1.9 = Fair hygiene 2.0-3.0 = Poor hygiene
The Simplified Oral Hygiene Index (OHI-S) **John C. Greene and Jack R. Vermillion (1964)**	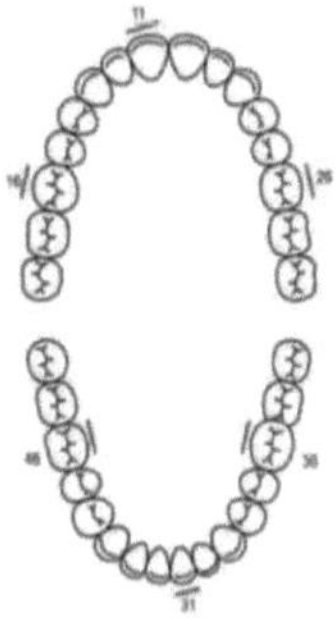 ***Coloring agent (-)***	***0*** *No Debris/calculus present.* ***1*** *Debris/calculus covering not more than one-third of the exposed tooth surface being examined.* ***2*** *Debris/calculus covering more than one-third but not more than two thirds of the exposed tooth surface and /or the presence of individual flecks of subgingival calculus around the cervical portion of the tooth.* ***3*** *Debris/calculus covering more than two third of the exposed tooth surface or a continuous heavy band of subgingival calculus around the cervical portion of the tooth.* $Debris\ Index = \frac{\sum Scores\ for\ debris}{6}$ $Calculus\ Index = \frac{\sum Scores\ for\ calculus}{6}$ $OHI-S = \sum DI + CI$	Individually DI-S and CI-S is scored as follows: 0.0 to 0.6 = Good oral hygiene 0.7 to 1.8 = Fair oral hygiene 1.9 to 3.0 = Poor oral hygiene An OHI-S is scored as follows: 0.0-1.2 = Good oral hygiene 1.3 -3.0 = Fair oral hygiene 3.1 -6.0 = Poor oral hygiene
PATIENT HYGIENE PERFORMANCE INDEX (PHP INDEX) **Podshadley AG, and Haley JV (1968)**	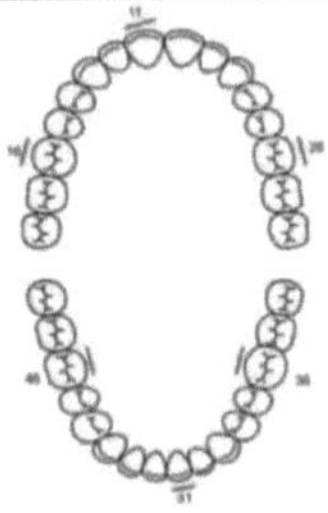 ***Coloring agent (+)***	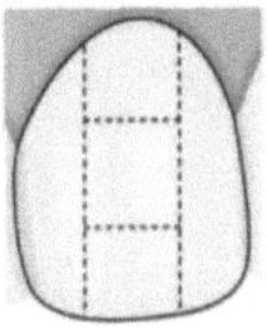 *The scores range from 0 to 5 for each tooth.* *0 debris on the section.* *1 no debris.* $PHP = \frac{\sum Scores\ for\ debris}{6}$	Excellent = 0 (No debris) Good = 0.1-1.7 Fair = 1.8-3.4 Poor = 3.5- 5.0

PLAQUE CONTROL RECORD **O'Leary, Drake TJ, and Naylor JE (1972)**	✓*All teeth are examined.* ✓*Four surfaces are examined: facial, lingual, mesial and distal.* ***Coloring agent (+)***	Percent with plaque $= \frac{\text{The number of surfaces with plaque}}{Number\ of\ tooth\ surfaces\ examined} \times 100$	A score under 10% is considered good.
TURESKY-PLAQUE INDEX **Turesky S, Gilmore ND (1970)**	*They examined only the facial surfaces (gingival third) of the anterior teeth using basic fuchsin as a disclosing agent, and scoring 0 to 5.* ***Coloring agent (+)***	**0** *No plaque.* ***1*** *Separate flecks of plaque at the cervical margin of the tooth.* ***2*** *A thin continuous band of plaque (up to 1 mm) at the cervical margin of the tooth.* ***3*** *A band of plaque wider than 1 mm coercing less than one-third of the crown of the tooth.* ***4*** *Plaque covering at least one-third but less than two thirds of the crown of the tooth.* ***5*** *Plaque covering two-thirds or more of the crown of the tooth.* Turesky Index $= \frac{\sum Scores\ for\ pluqe}{number\ of\ surfaces\ examined}$	A score of 0 or 1 is considered low. A score of 2 or more is considered high.

Deteção da placa dentária

A placa bacteriana é uma substância estruturada, resistente e de cor amarela-acinzentada que adere tenazmente às superfícies dos dentes, às restaurações e a diferentes aparelhos protéticos fixos e removíveis. A deposição de placa bacteriana provoca alterações inflamatórias no periodonto que podem levar à destruição dos tecidos e à perda de aderência. Normalmente, a placa dentária é transparente, incolor e não é facilmente visível. Por conseguinte, um indivíduo não está geralmente consciente da quantidade ou da localização da placa dentária na sua cavidade oral. Por conseguinte, é necessário detetar as áreas da cavidade oral que contêm placa bacteriana através de um exame clínico e da utilização de soluções reveladoras.

DEFINIÇÃO

A definição de agentes de divulgação é dada por diferentes autores de diferentes formas.

1. De acordo com Wilkins (1959), um agente revelador é um corante seletivo em solução, comprimido ou pastilha utilizado para visualizar e identificar o biofilme dentário nas superfícies dos dentes.
2. De acordo com Raybin (1943), o agente revelador é uma solução que, quando aplicada sobre o dente, torna visível, através da coloração, a rugosidade e as matérias estranhas do dente (as matérias estranhas incluem a placa mucinosa, o cálculo e as superfícies dos materiais).

TIPOS:

1. Soluções de divulgação

2. Divulgação de Tablets
3. Divulgação de bolachas
4. Divulgação das pastilhas
5. Divulgação dos elixires bucais

UTILIZAÇÃO:

Um agente revelador é utilizado para a identificação de placas bacterianas, que de outra forma poderiam ser invisíveis a olho nu, para instrução, avaliação e investigação.[21]

OBJECTIVO:

A. Instrução e motivação personalizadas do paciente.
B. Autoavaliação pelo doente.
C. Avaliar a eficácia da manutenção da higiene oral.
D. Realização de estudos de investigação para obter novas informações sobre a incidência e a formação de depósitos nos dentes, a eficácia de dispositivos específicos para o controlo do biofilme dentário e de agentes anti-biofilme, bem como para avaliar programas clínicos e de instrução em matéria de saúde em grupo.

PROPRIEDADES:

A. **O gosto:**

O sabor deve ser confortável para o doente. O agente deve ser aromatizado de modo a encorajar a cooperação do doente.

B. **Intensidade da cor:**

A cor de contraste deve ser evidente. Deve ser diferenciada do ambiente circundante. Duração da intensidade: As manchas não devem ser lavadas de imediato. Devem permanecer no meio oral.

C. **Membrana de irritação:**

A solução não deve causar irritação na mucosa oral e também não deve causar qualquer alergia à mucosa oral.

D. **Propriedades anti-sépticas:**

A aplicação de um anti-sético antes da destartarização é frequentemente aconselhada e, se for utilizado um agente revelador anti-sético, uma solução serve um duplo objetivo.

E. **Difusibilidade:**

A solução deve ser suficientemente fina para que possa ser facilmente aplicada nas superfícies expostas dos dentes, mas suficientemente espessa para conferir uma cor intensa ao biofilme dentário. 2[2]

AGENTES UTILIZADOS PARA A REVELAÇÃO DA PLACA:

1. Preparações de iodo
2. Preparações de mercurocromo
3. Castanho Bismark
4. Merbromin
5. Eritrosina
6. Verde rápido
7. Fluorosceína
8. Solução bicolor (mancha a placa mais antiga de azul e a mais recente de vermelho)

9. Fucsina de base.

10. A solução de Buckley

11. A solução de Berwick

12. A solução de Talbot

13. Solução de iodo-glicerol

14. Solução de metafeno

15. Vermelho allura

FÓRMULA:

Tem sido utilizada uma grande variedade de agentes reveladores. A solução de iodo de Skinner era, antigamente, a mais utilizada. Foi demonstrado que o corante de anilina tem um potencial carcinogénico. Por conseguinte, a utilização da fucsina básica e da rosa beta tem sido discutida.1 As fórmulas de alguns dos agentes reveladores são

A. **Preparações de iodo**

1. Solução de iodo de Skinner:Cristais de iodo - 3,3 g Iodeto de potássio - 1,0 g Iodo de zinco - 1,0 g Água (destilada) - 16,0 ml Glicerina - 16,0 ml

2. Tintura diluída de iodo Tintura de iodo - 21,0 mlÁgua (destilada) - 15 ml

B. **Preparações de mercurocromo**

1. Solução de mercurocromo (5%) Mercurocromo - 1,5 gÁgua (destilada) para fazer - 30,0 ml

2. Mercurocromo aromatizado Solução reveladora ,Mercurocromo - 13,5 gmÁgua (destilada) - 3,0 l

Óleo de hortelã-pimenta - 3 gotas Adoçante artificial não cariogénico

C. **Bismark Brown Solução de divulgação**

Castanho Bismark - 3,0 g Álcool etílico - 10,0 ml Glicerina - 120,0 ml Anis (aromatizante) - 1 gota

D. **Merbromin**

Merbromin, N.F. - 450,0 mgÓleo de hortelã-pimenta - 1 gota

Água (destilada) para fazer - 100 ml

E. **Eritrosina**

1. Concentrado para aplicação por enxaguamento F.D. & C Red n.º 3 ou n.º 28 - 6,0 g Água (destilada) para fazer - 100,0 ml

2. Para aplicação tópica direta Eritrosina - 0,8 g Água (destilada) - 100,0 ml Álcool (95%) - 10,0 ml Óleo de hortelã-pimenta - 2 gotas

3. Comprimidos ou pastilhas F.D. & C Vermelho n.º 3 - 15,0 mg Cloreto de sódio - 0,747%

Sucaril de sódio - 0,747% Esterato de cálcio - 0,995% Sacarina solúvel - 0,186% Óleo branco -

0,124% Aromatizante - 2,239%

Sorbitol para fabricar um comprimido de 7 grãos

F. **Verde rápido:**

F. D. & C Verde n.º 3 - 5% ou 2,5%

G. **Fluorosceína:**

F.D. & C Yellow No.8 (utilizado com uma fonte de luz ultravioleta especial para tornar os agentes visíveis).

H. **Dois tons**

F.D. & C Verde n.º 3 F.D. & C Vermelho n.º 3

A placa mais espessa (mais antiga) fica com uma coloração azul, a placa mais fina (mais recente) fica com uma coloração vermelha.

I. Fucsina básica Fucsina básica - 6 gm

Álcool etílico (95%) - 100 ml

Adicionar duas gotas de solução a H2O numa placa de Dappen.

MECANISMO DE ACÇÃO

As soluções reveladoras funcionam alterando a cor da placa dentária de modo a contrastar com a superfície branca do dente. A placa dentária tem a capacidade de reter um grande número de substâncias corantes que podem ser utilizadas para fins reveladores. Esta propriedade está relacionada com a interação, devido à diferença de polaridade entre os componentes da placa e os corantes.

As partículas estão ligadas à superfície por interação eletrostática (proteínas) e ligações de hidrogénio (polissacáridos).

Gallagher et al (1977) realizaram testes in vivo e in vitro para estimar o mecanismo do fenómeno de coloração diferencial do agente revelador Two-tone. Verificou-se que a coloração diferencial dependia da espessura da placa bacteriana e não estava associada ao tipo de flora bacteriana ou a outros factores bioquímicos. Assim, concluiu-se que a metacromasia da placa dentária corada com o agente revelador Two-tone resultava de um fenómeno de difusão em que um componente se difunde mais rapidamente do que outro da placa, e não de quaisquer alterações químicas que pudessem ocorrer in vivo.

PROCEDIMENTOS DE CANDIDATURA

As soluções de divulgação podem ser aplicadas através dos seguintes métodos:

1. **Soluções para aplicação direta**: Em primeiro lugar, pede-se ao doente que

lave bem a boca para remover todas as substâncias alimentares e a saliva abundante. Em seguida, o lubrificante à base de água é aplicado com cuidado para que os lábios não fiquem manchados. Depois disso, os dentes são secos ao ar. Agora, a solução é transportada para os dentes com a ajuda de uma zaragatoa ou de uma pequena bola de algodão. A solução é aplicada em todas as coroas dos dentes. De seguida, o paciente é instruído a espalhar o agente em todas as superfícies dos dentes com a língua. Finalmente, examina-se a distribuição do agente sobre as superfícies dos dentes e aconselha-se o doente a enxaguar a boca.

2. **Agentes de enxaguamento:** Colocam-se algumas gotas da preparação concentrada num copo de papel e adiciona-se água para obter a diluição adequada. Instruir o doente para bochechar e enxaguar com a solução de modo a que esta seja aplicada em todas as superfícies dentárias.
3. **Comprimidos ou pastilhas**: O doente deve mastigar a pastilha ou o comprimido. Agitar durante 30 a 60 segundos e enxaguar.
4. **Dentifrícios:** Os agentes reveladores de placa podem ser incorporados nos dentífricos e, por conseguinte, podem ajudar na observação da placa dentária.

CONSIDERAÇÕES TÉCNICAS

Durante a aplicação de um agente de divulgação, devem ser tidos em conta os seguintes aspectos

1. As soluções reveladoras ou anti-sépticas não devem ser utilizadas em dentes com restaurações de cor porque estes materiais podem ficar manchados pelos agentes corantes.

2. O agente revelador não deve ser aplicado antes da colocação de um vedante.

3. As soluções que contêm álcool não devem ser conservadas durante mais de 2 ou 3 meses, pois o álcool evapora-se, tornando a solução demasiado concentrada.

4. A solução não deve ser contaminada pela imersão de alicates de algodão com pellets diretamente no frasco do recipiente. É preferível transferir a quantidade necessária de solução para um prato dappen durante a aplicação.[21]

INTERPRETAÇÃO DOS RESULTADOS

1. As superfícies limpas dos dentes não absorvem o agente corante. Quando a película e a placa bacteriana estão presentes, absorvem o agente e são reveladas.

2. A película apresenta-se como uma cobertura fina e relativamente clara, enquanto a placa bacteriana aparece mais escura, mais espessa e mais opaca.

3. Para o corante de dois tons: a. O biofilme vermelho indica uma placa fina e recém-formada, normalmente supragengival. b. O biofilme azul indica uma placa mais espessa, mais antiga e mais tenaz, normalmente observada na margem gengival e imediatamente abaixo dela, especialmente nas superfícies proximais e onde a escova ou o fio dental não são facilmente aplicados; pode estar associado a depósitos de cálculo.

UTILIZAÇÕES

Os agentes de revelação são utilizados em vários aspectos

1. Avaliar a eficácia da manutenção da higiene oral
2. Para a preparação de índices de placa
2. Personalizar a instrução e a motivação do paciente
3. Para autoavaliação pelo paciente
4. Para o controlo da placa bacteriana em crianças especiais
5. Em estudos de investigação sobre a eficácia dos dispositivos de controlo da placa bacteriana, como escovas de dentes, dentífricos, etc.
6. Avaliar a quantidade de remoção de biofilme durante e após as respectivas cirurgias periodontais

REACÇÃO ADVERSA

Foi relatado que o comprimido revelador de placa contendo PLAKSEE-MD (10 mg de Aryabhishek e Propilparabeno) causou uma reação alérgica em indivíduos que sofrem de eczema.[22]

AVANÇOS RECENTES

1. Recentemente, descobriu-se que o agente revelador de placa de três tons é eficaz na identificação de placa patológica. Assim, pode ser utilizado na identificação de microrganismos cariogénicos na avaliação do risco de cárie. Baseia-se no princípio da resposta selectiva ao pH de 3 corantes diferentes, ou seja, Rosa Bengala, azul brilhante e FCF. Estes são incorporados num líquido revelador que contém glucose e utilizados para detetar a idade da placa bacteriana e a sua produção de ácido. Como o biofilme da placa é escasso na placa nova, o pigmento azul é facilmente lavado, o que confere à placa nova uma cor

rosa/vermelha. Mas no caso da placa antiga (placa >48 h), o biofilme está amadurecido e é denso, pelo que os pigmentos azul e vermelho ficam retidos, conferindo-lhe uma cor azul/púrpura. Para a placa de risco extra elevado, a sacarose no gel revelador de placa de três tons (GC Tri Plaque ID GelTM) é metabolizada pelo biofilme da placa. Finalmente, o ácido produzido por estas bactérias acidogénicas reduz o pH da placa (<pH 4,5), o que ajuda o pigmento vermelho a desaparecer

e dá-lhe uma cor azul clara.

2. Os agentes reveladores de placa, que são utilizados para detetar placas na superfície do dente, contêm normalmente fotossensibilizadores como o Rosa Bengala, a Eritrosina e a Floxina, todos eles também utilizados para a coloração de alimentos. Assim, se estes agentes reveladores de placa bacteriana forem irradiados com luz de um comprimento de onda adequado para os fotossensibilizadores, o oxigénio singlete é gerado localmente e de forma válida em torno das placas reveladas pelos agentes. A identificação da placa dentária com a ajuda de agentes reveladores é uma das formas mais fáceis e rápidas de diagnosticar a placa dentária. Favorece a remoção subsequente da placa bacteriana. Não há provas conclusivas de que a revelação da placa bacteriana no consultório dentário ajude a motivar o doente, melhorando o controlo subsequente da placa bacteriana, nem há provas de que a utilização em casa de um agente revelador melhore o padrão de controlo da placa bacteriana. No entanto, a motivação gerada pela qualidade da supervisão profissional da higiene oral pode desempenhar um papel mais relevante na eficácia da remoção

da placa bacteriana do que a utilização de um fator de revelação. Daly et al. (1996), numa análise dos resultados obtidos num inquérito, referiram que as melhorias nos índices de placa bacteriana podem estar relacionadas com os efeitos motivacionais resultantes da participação no estudo e da antecipação dos exames orais.[21]

Controlo mecânico da placa bacteriana

O controlo da placa bacteriana significa a remoção regular e a prevenção da acumulação de placa bacteriana nos dentes e nas superfícies gengivais adjacentes.

Objectivos do controlo da placa bacteriana :

Os dois objectivos mais importantes do controlo da placa bacteriana são:

1. Prevenção da gengivite e da periodontite marginal.
2. Prevenção da cárie dentária.

Importância do controlo da placa bacteriana

Loe et al. em 1965, através de gengivite experimental, demonstraram claramente que a inflamação gengival segue consistentemente a acumulação de placa bacteriana e que, pelo contrário, a remoção da placa bacteriana pode reverter este processo. Esta descoberta não só demonstrou o papel central da placa supragengival no desenvolvimento da gengivite, como também demonstrou que a remoção mecânica da placa bacteriana através de práticas de higiene oral pode reverter estas alterações inflamatórias.

Uma vez que existe uma ligação direta entre a placa bacteriana e a gengivite, e uma vez que se determinou que a melhor forma de prevenir a doença periodontal é através da implementação de medidas óptimas de controlo da placa bacteriana, será apropriado considerar as influências temporais. Os efeitos clínicos e subclínicos da acumulação desordenada de placa bacteriana ao longo de um período de tempo a partir de uma linha de base saudável mostram que são necessárias 48 horas para produzir sinais de inflamação gengival. A saúde gengival é mantida quando a placa é removida com maior frequência ou com um intervalo de 48 h. No entanto, quando o tempo é prolongado, ocorre inflamação gengival. A conclusão que se pode tirar deste resultado é que, para evitar o desenvolvimento de gengivite, um indivíduo só precisa de remover meticulosamente a placa bacteriana dos seus dentes de 2 em 2 dias.

Assim, para manter um ambiente oral saudável, a maioria das medidas preventivas são direcionadas para a eliminação da placa bacteriana e para a minimização dos seus efeitos.[22]

O controlo da placa bacteriana consiste na utilização de procedimentos mecânicos e agentes químicos que retardam a formação da placa bacteriana. Os métodos mecânicos de prevenção da placa bacteriana incluem a escovagem dos dentes, a higiene oral e a profilaxia profissional para lavagem interdentária. Atualmente, o método mais eficaz de controlo da placa bacteriana parece ser o controlo mecânico da placa bacteriana. O controlo químico da placa bacteriana foi utilizado apenas como uma extensão e não como um substituto dos meios mecânicos. Melhorar ainda mais o desempenho dos programas de controlo da placa bacteriana utilizando agentes anti-placa como adjuvantes do controlo mecânico da placa bacteriana. O controlo da placa bacteriana é um dos marcos da medicina dentária, que não pode ser feito ou mantido sem saúde oral. O controlo da placa bacteriana significa, portanto, a proteção da saúde para um bom periodonto; cuidados óptimos para as doenças periodontais após o tratamento e, por último, mas não menos importante, a prevenção da recorrência da doença num doente tratado de uma doença periodontal.[8]

Classificação do controlo da placa bacteriana

O controlo da placa é geralmente classificado em dois grupos:

1. Controlo mecânico da placa.
2. Controlo químico da placa bacteriana.

Classificação do controlo mecânico da placa bacteriana

Table 1: Classification of mechanical plaque control				
1. Tooth brushes	2. Interdental aids	3. Aids for gingival stimulation	4. Others	5. Aids for edentulous & partially edentulous patients
a) Manual tooth brush. b) Electric tooth brush.	a) Dental floss. b) Triangular tooth pics. -Hand-held triangular toothpics. -Proxapic. c) Interdental brushes. -Proxabrush system. -Bottle-brushes. -Single-tufted brushes (flat or tufted). d) Yarn. e) Superfloss. f) Perio-Aid.	a) Rubber tip Stimulator. b) Balsa wood edge.	a) Gauze strips. b) Pipe cleansers. c) Water irrigating device.	a) Denture & partial clasp brushes. b) Cleansing solutions. 10

l Ajudas

Já conhecemos os auxiliares mecânicos comuns de controlo da placa bacteriana que funcionam com o objetivo de manter a higiene oral diária.

Estes incluem:

i. **Palitos para mastigar**

- Pau de Neem
- Folhas de manga
- Pau Miswak.

ii. **Escova de dentes**

- **Dependendo do tipo de cerdas utilizadas**
- Natural
- Sintético.
- **Consoante a função**
- Escova de dentes manual
- Escova de dentes eléctrica.
- Cabeça única

- Cabeça dupla
- Tripla cabeça.
- **Dependendo do diâmetro das cerdas**
- Suave
- Difícil
- **Dependendo do número de tufos presentes**
- Espaço tufado
- Multitufted.

Ajudas interdentais

- a. Fio dentário/fita adesiva
- Torcido; Não torcido
- Vinculado; Não Vinculado
- Encerado; Não encerado
- Grosso; Fino
- Combinações de fio dental/fio de tricotar
- Fio dental monofilamento
- Fio dental manual
- Fio dental elétrico.
- **Escovas interdentais**
- Em forma de cone
- Formas cilíndricas
- Inserção pequena com pega reversível
- Escovas com cabo de arame

- Marginal com um único tufo
- Multitubular interdentário.
- Palitos de dentes Pontas de madeira Pontas de borracha.[7]

Século XXI - a era das escovas de dentes inteligentes

Desde a sua invenção até aos dias de hoje, as escovas de dentes têm sido continuamente melhoradas para promover dentes mais saudáveis. A escova de dentes moderna e manual ajuda a limpar os dentes de forma mais eficaz do que os instrumentos tradicionais, como os dedos, paus e galhos. Como resultado da investigação e desenvolvimento contínuos, foram recentemente inventadas escovas de dentes mais avançadas, como as escovas de dentes eléctricas alimentadas por energia solar. Estas escovas de dentes avançadas não se limitam apenas às suas funções de esfregar os dentes com um cabo de plástico; também promovem uma melhor saúde oral com menos esforço, utilizando os seus mecanismos de limpeza adicionais.[8]

Escovas de dentes eléctricas

A primeira escova de dentes eléctrica surgiu muito mais tarde e foi introduzida pela primeira vez na década de 1960, como alternativa ao método manual de escovagem dos dentes. Frederick Wilhelm, um relojoeiro sueco, patenteou o mais antigo dispositivo de escovagem de dentes em 1855. As escovas de dentes eléctricas estão equipadas com uma cabeça de escova capaz de efetuar uma variedade de movimentos, acionada por uma fonte de energia. As escovas eléctricas foram introduzidas pela primeira vez com uma ação de vai e vem. O desenvolvimento subsequente levou à evolução das escovas de ação rotativa e, mais recentemente, das escovas de vibração de frequência mais elevada. Em geral, as cabeças das escovas de dentes eléctricas tendem a ser mais compactas do que as das escovas manuais convencionais. Os feixes de cerdas estão dispostos em filas ou num padrão circular montado numa cabeça redonda. As cerdas também estão dispostas em tufos individuais mais compactos que facilitam a limpeza interproximal e a escovagem em áreas menos acessíveis da boca. Embora a remoção mecânica da placa bacteriana com uma escova de dentes manual continue a ser o principal método de manutenção de uma boa higiene oral para a maioria da população, devido ao interesse crescente nas escovas de dentes eléctricas, a sua eficácia em comparação com as escovas de dentes manuais tem sido posta em causa. Silvermanet al. em 2004 efectuaram um estudo comparativo entre crianças de 4-5 anos de idade para avaliar a eficácia da remoção de placa bacteriana entre escovas de dentes eléctricas e manuais. Uma meta-análise efectuada por Vibhute e Vandana em 2012 comparou a eficácia das escovas manuais e eléctricas em relação à remoção da placa bacteriana e à saúde gengival. Não houve diferença estatisticamente significativa entre as escovas eléctricas e manuais. Embora não existam diferenças significativas na eficácia da remoção da placa bacteriana das escovas de dentes eléctricas em comparação com as escovas de dentes manuais, estas escovas de dentes têm-se revelado eficazes em pessoas pouco motivadas para os cuidados de saúde oral, incluindo crianças e adultos. Além disso, estas escovas de dentes podem ser eficazes em pacientes com destreza manual limitada.[9] **Escovas de dentes ultra-sónicas**

A escova de dentes ultra-sónica é uma escova de dentes manual, na qual um emissor ultrassónico piezoelétrico está incorporado na cabeça da escova. O emissor ultrassónico é acionado por uma fonte de alimentação localizada no cabo que funciona a 1,6 MHz. O poder destruidor da placa bacteriana dos ultra-sons e a ação de limpeza profunda e suave da vibração sónica penetram na linha da gengiva até uma profundidade de 5 mm. Isto resulta na destruição do agente patogénico periodontal. Estudos demonstraram que o efeito destas escovas de dentes no estado de higiene oral e na eficácia da remoção de manchas é melhor em comparação com as escovas de dentes manuais. A Emmi-dent® é a primeira escova de dentes ultra-sónica que foi fornecida com a sua pasta de dentes não abrasiva de nano-bolhas. Funcionava de forma imóvel.[8]

Como uma escova de dentes ultra-sónica em vez de eletrónica, reduz a placa bacteriana e diminui o risco de doença periodontal. É também benéfica na destruição de bactérias, remoção de manchas de café, vinho, nicotina e alimentos. Os dentes voltaram à sua cor branca natural em poucos dias. Também funcionou sob aparelhos, limpando e removendo manchas. É suave para as crianças. Também limpa as bolsas gengivais onde nem o fio dentário consegue chegar. É suficientemente suave para ser utilizado imediatamente após uma cirurgia oral, incluindo implantes, evitando danos nos dentes e gengivas e é indolor em dentes e gengivas sensíveis.[9]

Sistema de escovas de dentes esterilizadas **por radiação ultravioleta**

As escovas de dentes são rapidamente contaminadas com diferentes microrganismos que representam uma possível causa de infeção ou reinfeção, especialmente nos pacientes periodontais sob terapia, e estes microrganismos podem ter origem não só na cavidade oral, mas também no ambiente onde as escovas de dentes são armazenadas. Os procedimentos de descontaminação das escovas de dentes evitariam os riscos de reinfeção ou de infeção por outros microrganismos patogénicos provenientes do ambiente. O conceito de sistema de escovas de dentes esterilizadas por raios ultravioleta (UV) é útil para quem tem o hábito de manter tudo limpo e livre de germes. Em média, 10.000.000 de bactérias vivem numa escova de dentes. No sistema de escovas de dentes esterilizadas por UV, a base UV ajuda a esterilizar a escova de dentes sempre que é colocada e pode conter até um quarteto de cápsulas UV para manter uma pequena família^ escovas de dentes seguras e livres de bactérias sempre que não estão a ser utilizadas. As escovas de dentes têm um código de cores. Recentemente, alguns estudos indicaram a utilização da luz UV como o método doméstico mais eficaz para higienizar as escovas de dentes após a contaminação. Além disso, devido à facilidade de utilização, estas técnicas podem aumentar a adesão à descontaminação bacteriana das escovas de dentes.[8]

Escovas de dentes iónicas

A escova de dentes iónica funciona com base no princípio da polaridade, segundo o qual todos os elementos da natureza têm uma carga positiva ou negativa. A utilização de dispositivos com ação iónica na cavidade oral não é um conceito novo. Os termos iontoforese, eletroforese e eletrólise são utilizados em medicina dentária há muitos anos. A escova de dentes iónica é apenas ligeiramente maior do que a escova de dentes manual, com cabeças de escova substituíveis. Funciona com base no princípio da alteração da carga da superfície do dente para repelir a placa bacteriana mesmo em áreas inacessíveis dos dentes. A ligação entre as películas e as bactérias é mediada pela formação de pontes de Ca2+. Os aniões fornecidos pela bateria de lítio inibem a ligação entre as bactérias e a placa bacteriana.

Ca2+ e impede a adsorção das bactérias às películas. Assim, a acumulação de placa bacteriana é reduzida porque os aniões acima mencionados são continuamente fornecidos pelas pontas das cerdas das escovas de dentes iónicas, impedindo a ligeira ligação eletrostática entre as próprias bactérias. A importante troca iónica, juntamente com a ação mecânica normal das cerdas na superfície do dente, melhora a remoção da placa bacteriana.[11]

Deshmukh et al., em 2006, realizaram um estudo clínico para avaliar a eficácia de uma escova de dentes iónica no estado de higiene oral. Houve uma redução significativa do índice de placa e do índice gengival, bem como não houve traumatismo dos tecidos moles após a utilização de escovas de dentes iónicas. Este resultado mostra que, tal como as escovas de dentes manuais, as escovas de dentes iónicas são igualmente úteis para uma utilização regular e a longo prazo.

Singh et al., em 2011, realizaram um estudo para avaliar clinicamente e comparar a eficácia das escovas de dentes sónicas e iónicas em 22 indivíduos. Do seu estudo, concluiu-se que, embora a escova de dentes sónica fosse insignificantemente superior à escova de dentes iónica, ambas as escovas de dentes são clinicamente eficazes na remoção da placa bacteriana e na melhoria das condições gengivais.[10] **Escovas de dentes a laser**

A hipersensibilidade dentinária é uma das complicações mais comuns que afectam os doentes tanto no dia a dia como após a terapia periodontal. Foi demonstrado que os lasers Nd:YAG podem bloquear a despolarização das fibras A-β de condução rápida, e que essa radiação laser pode bloquear a condução de um potencial de ação num nervo intradentário simulado. Mais recentemente, a terapia laser de baixa intensidade (LLLT) ganhou atenção como um novo método de controlo da dor. A LLLT aumenta a irrigação sanguínea e a recuperação dos tecidos dentários foi promovida quando irradiados com lasers. As escovas de dentes a laser são uma versão melhorada da escova de dentes moderna que emite luz vermelha (635 nm) no espetro visível produzida por um laser de díodo no interior da escova de dentes alimentado por uma pilha AA. A LLLT com a ajuda destas escovas de dentes ajuda a reduzir a hipersensibilidade dentinária. Outra vantagem da utilização do laser na escova de dentes é que o doente pode utilizá-la em casa, o que é económico, consome menos tempo e é facilmente utilizado pelos doentes.

Ko et al. em 2014 e Yaghini et al. em 2015 testaram a eficácia e a segurança de uma escova de dentes com emissão de laser de baixa intensidade no tratamento da hipersensibilidade dentinária e concluíram que a utilização de uma escova de dentes com emissão de laser de baixa intensidade é uma opção de tratamento segura e eficaz para o tratamento da hipersensibilidade dentinária.[25]

Escovas de dentes descartáveis

Estes tipos de escovas de dentes destinam-se a uma utilização única e são muito eficazes na manutenção do regime de higiene oral em casos de viajantes, crianças e idosos, doentes hospitalares e quaisquer outras pessoas que não tenham destreza manual.

Escova de dentes mastigável

Uma escova de dentes mastigável é uma escova de dentes moldada em plástico em miniatura que pode ser utilizada quando não há água disponível. Tendem a ser muito pequenas, mas não devem ser engolidas e devem ser eliminadas após a sua utilização. Estão mais frequentemente disponíveis nas máquinas de venda automática de casas de banho e são compostas por xilitol, aromatizante aqua e polidextrose. Outros tipos de escovas de dentes descartáveis incluem aquelas que são uma pequena bola de plástico quebrável com pasta de dentes nas cerdas, que podem ser utilizadas sem água e que se revelam bastante úteis para os viajantes. Estas escovas devem ser usadas entre os dentes, para girar da esquerda para a direita e, em seguida, a língua precisa de ser usada para mover a escova em torno da boca, semelhante à forma como se usa uma pastilha elástica.

Myoken et al., em 2005, investigaram a eficácia da escova de dentes mastigável numa população idosa dependente de cuidados e concluíram que mastigar a escova resulta na remoção de uma quantidade significativa de placa bacteriana.

Bezgin et al. em 2015 também efectuaram um estudo piloto sobre a eficácia da escova mastigável na remoção da placa bacteriana em crianças e não encontraram sinais ou sintomas clínicos adversos causados pelas escovas de dentes. A partir deste estudo, concluiu-se que a escova mastigável pode ser um adjuvante de higiene oral adequado para crianças em idade escolar, incluindo crianças com deficiência.[26]

Toalhetes dentais

Os toalhetes dentais estão a ser comercializados como um método de remoção da placa bacteriana quando não é possível escovar os dentes. A sua utilização não se destina a substituir um regime de escovagem dentária diária. As escovas de dedo são montadas no dedo indicador da mão que escova os dentes, e a agilidade e sensibilidade do dedo são utilizadas para limpar os dentes. Consequentemente, a pressão com que são aplicadas pode ser bem controlada porque o dedo pode efetivamente sentir as superfícies dentárias e gengivais e ajuda a posicionar a escova para uma escovagem mais eficaz. No entanto, a eficácia da remoção da placa bacteriana destas escovas, em particular a redução da placa proximal, é inferior à de uma escova de dentes manual normal.

Escovas de espuma

As escovas de espuma assemelham-se a uma esponja macia descartável embebida em clorexidina num bastão. Têm sido distribuídas aos doentes hospitalizados para limpeza e refrescamento intra-oral desde a década de 1970. São utilizadas em particular para cuidados orais em doentes medicamente comprometidos e imunocomprometidos para reduzir o risco de infeção oral e sistémica.[23]

Dispositivos eléctricos de utilização do fio dental

O fio dentário é a ferramenta mais recomendada para remover a placa bacteriana das superfícies proximais. O fio dentário, como adjuvante da escovagem dos dentes, tem um efeito significativo na redução da placa bacteriana e dos parâmetros de inflamação gengival, em adultos com doença periodontal. No entanto, ao mesmo tempo, o uso manual do fio dentário é um procedimento muito sensível à técnica que requer conhecimento e consciencialização do paciente. Para ultrapassar estes problemas, foi introduzido o fio dentário elétrico.

Fio dental elétrico

Os dispositivos de utilização de fio dental elétrico são um dos recentes avanços no controlo mecânico da placa bacteriana. São constituídos por uma ponta de nylon operada a pilhas que desliza facilmente entre os dentes e é muito suave para as gengivas. São muito eficazes nos casos de pacientes que usam aparelhos ortodônticos. Shibly et al., em 2001, efectuaram um estudo que comparou um dispositivo de utilização do fio dental elétrico (Waterpik power floss®) com o fio dental manual. A partir do estudo, concluíram que, no caso da manutenção da higiene oral, o fio dental elétrico é igualmente eficaz do que o fio dental manual.[24]

Dispositivos de irrigação oral

Em 1962, foi introduzido o irrigador oral. Este dispositivo demonstrou ser seguro e é suscetível de beneficiar a saúde gengival de uma parte considerável da população em geral que não limpa regularmente os espaços interproximais. O irrigador foi desenvolvido para ajudar a remover a placa bacteriana e os resíduos de alimentos moles da boca, utilizando um jato mecânico de água. Os agentes antimicrobianos também podem ser utilizados com irrigadores orais. Um jato de água dentária, um fio dental ou um irrigador oral (IO) é um dispositivo elétrico que fornece um fluxo pulsante de fluido (contendo clorexidina, fluoreto estanoso, solução de iodo, antibióticos como o cloridrato de tetraciclina a 5%) através de uma pressão controlada que visa a remoção do biofilme de placa interdentária e subgengival nas superfícies dentárias para reduzir a inflamação como adjuvante da escovagem dentária. Os dispositivos podem ser eléctricos ou não eléctricos e, dependendo do tipo de aplicação, são concebidos tanto para irrigação profissional como para irrigação doméstica aplicada pelo doente. O dispositivo de irrigação oral Waterpik® é um desses dispositivos, constituído por um reservatório e uma pega com pontas substituíveis. O design das pontas varia de acordo com o objetivo para o qual estão a ser utilizadas.

Os mecanismos de ação do Water Flosser são fulcrais para a sua eficácia. As duas principais caraterísticas físicas da ação do water bossing são a pulsação e a pressão. A pressão é essencialmente regulada pela pulsação. A combinação destas duas acções provoca a interrupção da atividade bacteriana, a expulsão das bactérias subgengivais e a remoção de detritos e partículas de alimentos soltos. A eficácia clínica foi demonstrada no intervalo de 50-90 psi (libras de pressão por polegada quadrada). Estes níveis rejeitam o que tanto os tecidos saudáveis como os inflamados podem suportar confortavelmente sem danificar os tecidos.[23]

Rosema et al., em 2011, realizaram um estudo para comparar a eficácia de um OI com uma ponta de jato protótipo ou uma ponta de jato padrão com o fio dentário como adjuvante da escovagem dentária diária na hemorragia gengival. A partir do estudo, concluiu-se que, quando combinado com a escovagem manual dos dentes, o uso diário de um OI, quer com o protótipo quer com a ponta de jato padrão, é significativamente mais eficaz na redução das pontuações de hemorragia gengival do que o uso de fio dentário, conforme determinado dentro dos limites deste desenho de estudo de 4 semanas.[8]

Escovas interdentais

As escovas interdentais foram introduzidas na década de 1960 como uma alternativa às varas de madeira. A escova interdentária consiste em filamentos de nylon macios torcidos num fio fino de aço inoxidável. Uma vez que o fio metálico causa desconforto aos pacientes com superfícies radiculares sensíveis, pode ser recomendada a utilização de fios metálicos revestidos a plástico. O fio de suporte é contínuo ou inserido num cabo de metal/plástico. As escovas interdentárias são fabricadas em diferentes tamanhos e formas. As formas mais comuns são cilíndricas ou cónicas (como uma árvore de Natal). O comprimento das cerdas em secção transversal deve ser adaptado ao espaço interdentário. Atualmente, estão disponíveis escovas interdentais adequadas para o espaço interdentário mais pequeno e maior, que varia entre 1,9 e 14 mm de diâmetro. As escovas interdentais são frequentemente recomendadas por profissionais dentários a pacientes com espaço suficiente entre os dentes. Durante a utilização, a escova deve ser inserida suavemente entre os dentes e não deve ser forçada para dentro do espaço. De seguida, a escova deve ser movida a todo o comprimento, para a frente e para trás, algumas vezes, até que toda a superfície do dente fique devidamente limpa. A escova pode ser lavada com água e reutilizada mais tarde. Quando os filamentos estiverem gastos, as escovas têm de ser substituídas.[21]

Escova com tufos nas extremidades

Uma escova com cerdas é um tipo de escova de dentes utilizada especificamente para limpar ao longo da linha da gengiva adjacente aos dentes. As cerdas têm normalmente a forma de uma seta pontiaguda para permitir uma melhor adaptação às gengivas. O tufo único ou grupo de pequenos tufos pode ter entre 3 e 6 mm de diâmetro e pode ser plano ou cónico. O cabo pode ser reto ou em contra-ângulo. Uma escova com tufo terminal é ideal para limpar áreas específicas de difícil acesso, como entre coroas, pontes e dentes apinhados. Vários auxiliares de limpeza interdentária, como o fio dentário, as escovas interdentárias ou os irrigadores com pontas de borracha, os paus de madeira ajudam a remover a placa bacteriana.

Fio dentário

O fio dental é um cordão que deve ser inserido suavemente por baixo do ponto de contacto dos dentes e utilizado num movimento de vaivém ou de cima para baixo para remover a placa bacteriana. É benéfico em dentes com contactos estreitos e áreas densamente compactadas. Uma vez que depende da técnica, a adesão e a aceitação dos pacientes são extremamente baixas. Além disso, quando não é utilizada corretamente, acarreta o risco de ferir as gengivas. Devido à natureza patogénica da placa dentária e ao facto de o fio dentário romper e remover alguma placa interproximal, foi levantada a hipótese de que o uso do fio dentário deveria reduzir a inflamação gengival. Há muito que é aceite que o fio dentário tem um efeito benéfico na remoção da placa bacteriana. O fio dentário ajuda a remover a placa subgengival 2-3,5 mm abaixo da ponta da papila. O uso do fio dentário é eficaz na redução da inflamação gengival e dos níveis de placa bacteriana. No entanto, numa revisão sistémica realizada por Berchier et al (2008), afirma-se que não existem provas científicas que sustentem a utilização do fio dentário. Além disso, a limpeza de grandes áreas interdentais, superfícies radiculares ou concavidades não é de todo eficaz com o fio dentário. Estas dentições periodontalmente afectadas tornam-se mais prevalentes à medida que se envelhece, uma vez que a diminuição da destreza e da acuidade visual complica ainda mais a utilização do fio dentário.[22]

Escova interdental (IDB)

Na década de 1960, foram introduzidas as escovas interdentais. A maioria das escovas tem um cabo, um fio de aço e muitas cerdas. Os doentes com sensibilidade radicular podem ser incomodados por este fio metálico, no qual se vê um revestimento de plástico por cima do fio metálico. As IDBs demonstraram ser extremamente eficazes na limpeza das áreas interproximais porque conseguem alcançar áreas que uma escova de dentes normal não consegue. A aceitação por parte do paciente é preferível ao uso do fio dental. Os tamanhos que variam entre 1,9 e 14 mm de diâmetro podem ser determinados e utilizados eficientemente de uma forma atraumática. Além disso, as escovas interdentais podem ser utilizadas para administrar agentes antibacterianos ou dessensibilizantes nas áreas sensíveis expostas das raízes. As escovas interdentais são pequenas cerdas cilíndricas ou em forma de cone num fio fino que podem ser inseridas entre os dentes. Têm filamentos de nylon macios alinhados em ângulos rectos em relação a uma haste central rígida, frequentemente um fio de aço inoxidável torcido, muito semelhante a uma escova para biberões.

As escovas interdentais utilizadas para a limpeza à volta dos implantes têm um fio revestido para evitar riscar os implantes ou provocar choques galvânicos. Estão disponíveis numa gama de larguras diferentes para se adaptarem ao espaço interdentário e a sua forma pode ser cónica ou cilíndrica. A maioria tem uma secção redonda, embora também se encontrem no mercado escovas interdentais com uma secção transversal mais triangular. Originalmente, as escovas interdentais eram recomendadas por profissionais de medicina dentária a pacientes com grandes espaços entre os dentes, causados pela perda da papila interdentária, principalmente devido à destruição periodontal. Os pacientes que tinham papilas interdentais que preenchiam o espaço entre os dentes eram normalmente aconselhados a utilizar o fio dentário como instrumento de limpeza interdental. No entanto, com a maior variedade de tamanhos e diâmetros transversais de escovas interdentais atualmente disponíveis, estas são consideradas uma alternativa potencialmente adequada ao fio dentário para os pacientes que têm papilas interdentais que preenchem o espaço interdentário. A adesão diária ao fio dentário é baixa entre os pacientes porque requer um certo grau de destreza e motivação, ao passo que as escovas interdentais demonstraram ser mais fáceis de utilizar e, por conseguinte, são preferidas pelos pacientes. Para além disso, quando comparadas com o fio dentário, pensa-se que são mais eficazes na remoção da placa bacteriana, porque as cerdas preenchem a embrasura e são capazes de remover as áreas invaginadas nas superfícies dos dentes e das raízes. No entanto, existem resultados de estudos contraditórios relativamente à eficácia das escovas interdentárias na redução dos parâmetros clínicos da inflamação gengival e se são apenas adequadas para pacientes com perda de inserção moderada a grave e embrasures abertas, ou se são uma ajuda adequada para pacientes saudáveis na prevenção da gengivite que tenham espaço interdentário suficiente para as acomodar.[22]

Varas de madeira

São feitos de madeira macia para facilitar a adaptação ao espaço interdentário e para evitar lesões gengivais. Os palitos de madeira destinam-se à remoção mecânica da placa bacteriana das superfícies interdentárias. Ao esfregar os lados contra as superfícies interproximais dos dentes, gera-se fricção, o que ajuda na remoção da placa bacteriana. Não devem ser confundidos com palitos de dentes, que são utilizados para remover restos de comida após uma refeição. Estão disponíveis numa variedade de formas, incluindo redondas, rectangulares e triangulares. O palito de madeira redondo é demasiado grosso e rombo para alcançar a metade lingual do dente. Além disso, o palito de madeira retangular não é adequado para a limpeza interdentária, uma vez que o dispositivo é demasiado maleável para limpar lingualmente. Um pau de madeira em forma de triângulo parece ser a forma ideal para o espaço interproximal. Os paus de madeira interdentários são inseridos com a base do triângulo apoiada no lado gengival. Os paus de madeira demonstraram ser eficazes na remoção da placa interdentária localizada subgengivalmente, que não é visível e, portanto, não é avaliada pelo índice de placa. A ação física dos Woodsticks no espaço interdentário pode ter um efeito benéfico definitivo na inflamação gengival interdentária.[24]

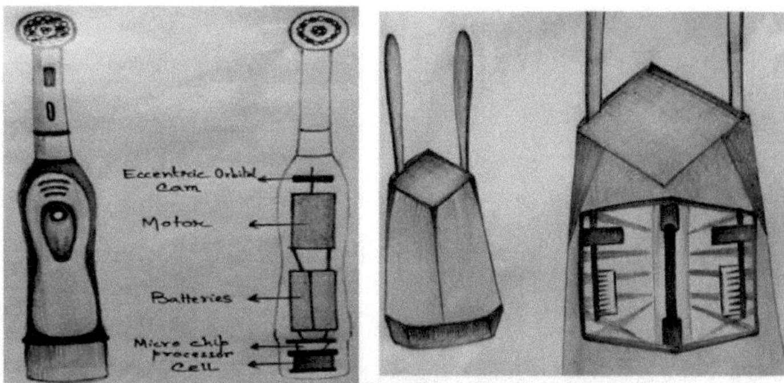

Figure 1: Powered toothbrushes.

Figure 2: Ultraviolet-sterilized toothbrush system.

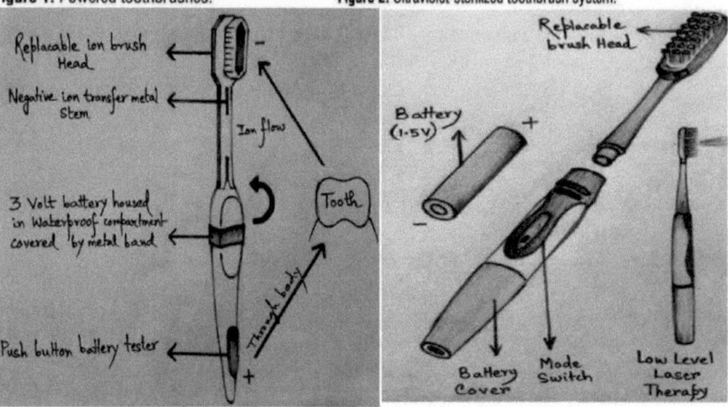

Figure 3: Ionic toothbrushes.

Figure 4: Laser toothbrushes.

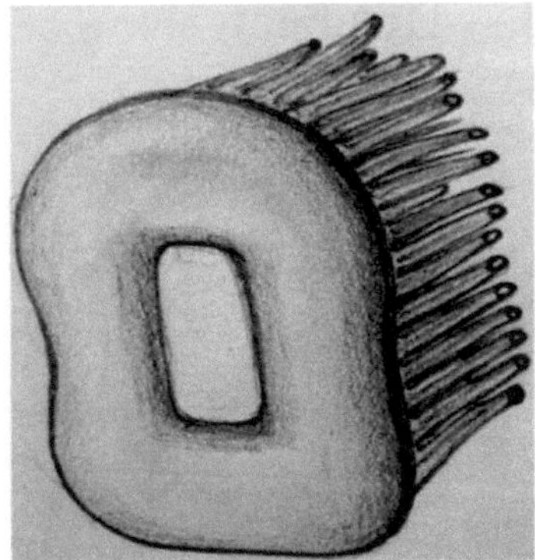

Figure 5: Chewable toothbrushes.

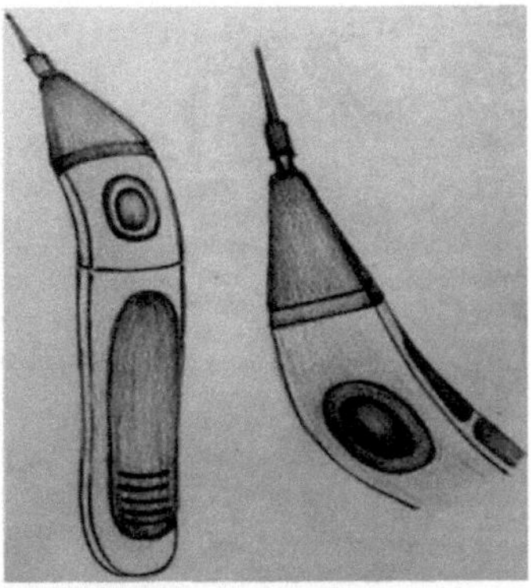

Figure 6: Powered flossing devices.

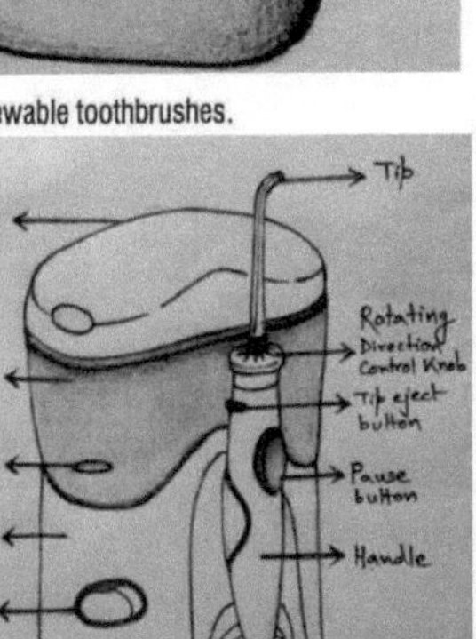

Figure 7: Oral irrigation devices.

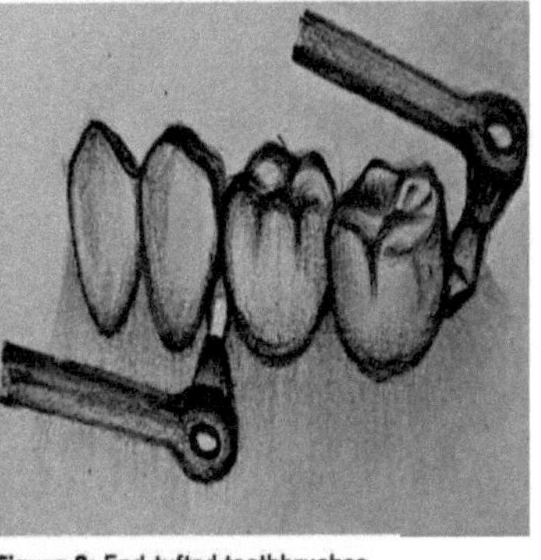

Figure 8: End-tufted toothbrushes.

Controlo químico da placa bacteriana

Table 2: Classification of chemical plaque control

First generation antiplaque agents	Second generation antiplaque agents	Third generation antiplaque agents
This may reduce the plaque to 20-50%. They have low mouth retention.	The plaque decrease is about 70-90% overall and is better preserved than the first generation. They demonstrate improved oral tissue retention and slow release characteristics	They block microorganisms' binding on or against the tooth. In contrast to second generation chlorhexidine, they have low retention capability.
E.g, Antibiotics, phenols, quaternary ammonium compounds and sanguanarine.	E.g,, Bisbiguanides (chlorhexidine).	E.g, Delmopinol.

Modos de aplicação dos produtos químicos antiplaca

Os modos de aplicação de um produto químico antiplaca são frequentemente críticos para o seu sucesso ou insucesso clínico:

Auxiliares de higiene oral de rotina

Devido à relativa inacessibilidade do enxaguamento bucal nos locais interdentários e subgengivais, são necessários métodos alternativos de aplicação de produtos químicos anti-placa. Tem sido utilizada uma variedade de produtos de higiene doméstica para utilizar agentes anti-placa interdentalmente, incluindo escovas, fio dentário e palitos. Foi demonstrado que o crescimento bacteriano diminui com o uso de fio dental contendo fluoreto de estânio (Kaufman et al., 1982). Foi demonstrado que a placa bacteriana diminui mais do que o fio dental não tratado com fio dental impregnado com clorexidina (H. N. Newman, 1986).[24]

Enxaguatórios bucais (tensioactivos)

Os elixires bucais são a forma mais comum e fácil de administração de agentes antiplaca. Uma mistura de álcool com aromatizantes e tensioactivos não-iónicos é o veículo mais comum para melhorar as propriedades cosméticas. Os danos diretos causados às bactérias, através de interações electrostáticas e hidrofóbicas com enzimas bacterianas, podem ter um efeito sobre estes compostos. Os elixires bucais podem ser classificados em dois grupos principais. Enxaguatórios bucais de primeira e segunda geração.

Os enxaguamentos da boca reduzirão a placa bacteriana para cerca de 20-50% 4 a 6 vezes por dia. (Substantividade significa a capacidade de um antimicrobiano se ligar na superfície do dente a grupos aniónicos na seda oral e na superfície bacteriana, e de criar uma libertação sustentável, aumentando assim a eficácia antimicrobiana do produto). Os enxaguantes bucais da segunda geração são capazes de minimizar a placa bacteriana de 1 a 2 vezes por dia em 70-90% e têm uma substantividade produtiva de 12 a 18 horas ou mais. Um exemplo de enxaguantes bucais de primeira geração é o Listerine e o de segunda geração é o paridex (clorexidina). Dentifrices[25]

Muito poucos estudos foram relatados sobre dentrifícios como veículo para agentes antiplaca. Uma pasta de dentes tradicional é feita de ingredientes abrasivos e tensores, que podem, em conjunto, remover material solto, incluindo placa bacteriana, película e manchas. São adicionados agentes aromatizantes e de tratamento, em particular flúor, para a eficácia anti-crianças (para a frescura da sua boca), por exemplo, Mentadent G.[26]

Abrasives	**Surfactants**	**Humectants**
Alumina	Amine fluorides	Glycerol
Aluminium trihydrate	Dioctyl sodium sulfosuccinate	PEG 8 (polyoxyethylene glycol esters)
Bentonite	Sodium lauryl sulfate (SLS)	Pentatol
Calcium carbonate	Sodium N lauryl sarcosinate	PPG (polypropylene glycol ethers)
Calcium pyrophosphate	Sodium stearyl fumarate	Sorbitol
Dicalcium phosphate	Sodium stearyl lactate	Water
Kaolin	Sodium lauryl sulfoacetate	Xylitol
Methacrylate		
Perlite (a natural volcanic glass)		
Polyethylene		
Pumice		
Silica		
Sodium bicarbonate		
Sodium metaphosphate		
Gelling or binding agents	**Flavours**	**Preservatives**
Carbopols	Aniseed	Alcohols
Carboxymethyl cellulose	Clove oil	Benzoic acid
Carrageenan	Eucalyptus	Ethyl parabens
Hydroxyethyl cellulose	Fennel	Formaldehyde
Plant extracts (alginate, guar gum, gum arabic)	Menthol	Methylparabens
Silica thickeners	Peppermint	Phenolics (methyl, ethy, propyl)
Sodium alginate	Spearmint	Polyaminopropyl biguanide
Sodium aluminum silicates Viscarine	Vanilla	
Xanthan gum	Wintergreen	
Colours	**Film agents**	**Sweeteners**
Chlorophyll	Cyclomethicone	Acesulfame
Titanium dioxide	Dimethicone	Aspartame
	Polydimethylsiloxane	Saccharine
	Siliglycol	Sorbitol

Géis

Os géis têm sido utilizados em muitos estudos como veículos, particularmente para a aplicação de clorexidina interdentária, por meio de uma escova, fio dental ou bastões. Um gel dentário não é mais do que um sistema aquoso espesso e transparente, sem agentes abrasivos ou hidratantes. É também compatível com a maioria dos agentes antimicrobianos.

Gomas de mascar (factores dietéticos)

A pastilha elástica é um dos vários veículos possíveis para determinar os agentes químicos no ambiente oral numa concentração adequada para minimizar a formação de placa bacteriana. A vantagem reside no facto de ser geralmente mantida na boca durante mais tempo do que os enxaguamentos e as próteses, por exemplo,

goma de mascar com peróxido de hidrogénio de ureia, goma de mascar com sabor a sorbitol e goma de mascar com clorexidina.[27]

Penso periodontal

Muitos dos pensos periodontais contêm antimicrobianos, mas poucos foram considerados como tendo um efeito clínico significativo, exceto os que contêm clorhexidina. Addy e Dolby (1986) descobriram que os pensos eram preferidos pelos pacientes aos elixires bucais, mas que não havia efeitos clínicos

diferença entre eles. Os pensos sem clorexidina permitem que o crescimento bacteriano prossiga entre eles e os tecidos subjacentes (H. Caney, 1976).[9]

Irrigação subgengival

Uma vez que é impossível remover completamente toda a placa e cálculo das bolsas moderadas e profundas, seria útil um procedimento que reduzisse a massa crítica de placa a um nível que as defesas do hospedeiro pudessem controlar eficazmente. Instrumentos como o Cavimed foram equipados com um agente antibiótico para irrigar e descamar simultaneamente. Não existe uma nova definição de irrigação de subjugação. -W. D. Miller (1890) escreveu: "Aspergir com uma solução anti-séptica depois de todas as refeições, quando há bolsas entre as gengivas e as raízes. Pitcher et al.

(1980) verificaram que a irrigação direta marginal gengival era superior para a entrada do enxaguatório bucal, mas que a penetração perfurante da bolsa periodontal só ocorria através da irrigação subgengival direta. Se a agulha de irrigação estiver posicionada na bolsa, então pode ser feita independentemente da largura da bolsa, da penetração do bordo apical da placa e do solo da bolsa periodontal. Existem vários antimicrobianos que podem ser utilizados para irrigar as bolsas. O antimicrobiano de eleição é o Peridex, que se liga ao tecido e ao dente e liberta os seus efeitos antimicrobianos ao longo de várias horas. Um extrato de Sanguinaria pode ser eficaz no controlo da placa bacteriana quando utilizado na irrigação subgengival.[27]

Irrigação **por jato pulsado**

Os dispositivos de irrigação para utilização em consultório que são eficazes são dispositivos pulsantes, que podem administrar o agente antimicrobiano sob baixa pressão no fundo da bolsa. A cânula é colocada o mais possível no interior da bolsa e o pedal de controlo é premido, libertando o agente antimicrobiano para o interior da bolsa. A cânula é colocada à volta de cada dente, mantendo a ponta na bolsa. Demonstrou-se que são mais potentes do que as pulsações a jato com água. Estudos demonstraram que a inflamação periodontal é reduzida mesmo quando apenas é colocada a ponta de jato supragengival, particularmente durante a irrigação com fluoreto estanoso. No entanto, a irrigação com jato pulsado pode forçar partículas no epitélio da bolsa periodontal. Esta técnica é clinicamente benéfica, mas requer uma maior concentração de antibióticos ou compostos alternativos para melhorar a saúde clínica.[26]

Extractos de ervas Sanguinarina

Bochechos e pastas de dentes. Trata-se de um alcaloide de benzofenatridina derivado da extração alcoólica de rizomas em pó da cultura de raiz de Sangue Canadensis. A atividade antimicrobiana é realizada contra isolados gram-positivos e orais. A atividade de várias enzimas também é suprimida, provavelmente pela oxidação de grupos tiol.[26] Afirma-se que a sanguinarina tem um melhor efeito antiglicolítico sobre as bactérias salivares do que a clorexidina e o cloreto de cetilpiridínio. Demonstra atividade antiplaca, retenção na cavidade oral e propriedades fluorescentes. Tem uma elevada especificidade para a placa bacteriana. A molécula catiónica de sanguinarina combina-se quimicamente com a placa bacteriana e permanece detetável na placa bacteriana até 4 horas após a utilização. Parece alterar os locais receptores na película recém-formada, reduzindo a capacidade das bactérias de aderirem a ela. O enxaguamento com a solução ativa parece prevenir tanto a formação de placa bacteriana como a gengivite. O efeito é mais marcado nas superfícies bucal e lingual. A fórmula atual inclui 0,03% (equivalente a 0,01% de sanguinarina pura) de extrato misto e 0,2% de cloreto de zinco para reforçar o efeito antiplaca. Nos Estados Unidos, estão disponíveis os produtos Viadent enxaguatório bucal e pasta de dentes com sanguinarina. O pH do enxaguatório é de 4,5, o álcool é de 11,5%. O pH dos dentífricos é de 5,2%. A ADA (American Diabetes Association) também não é aceite. Não existem efeitos secundários externos (exceto uma sensação ocasional de ardor).

Bisbiguanidas

As bisbiguanidas são uma categoria de antimicrobianos, incluindo a clorexidina e os seus análogos, e têm sido utilizadas desde 1953 como antissético de base alargada em medicina clínica e veterinária. A vantagem destes compostos é que as caraterísticas antibacterianas com baixa toxicidade para o doente podem ser combinadas com uma absorção lenta da mucosa. As bisbiguanidas apresentam caraterísticas hidrofóbicas e hidrofílicas. É provável que exista um modo de ação associado à sua capacidade de se ligarem às superfícies da membrana celular da célula bacteriana e de criarem alterações na permeabilidade da membrana, resultando em fugas intracelulares e precipitação e coagulação citoplasmática. Muitos estudos demonstraram que as bisbiguanidas são eficazes como composto de lavagem da boca para prevenir a acumulação de placa microbiana.[27]

Clorexidina

A bisbiguainida catiónica foi introduzida como creme anti-sético para utilização em feridas cutâneas em 1975, para uso humano no Reino Unido. Desde então, a utilização da clorexidina estendeu-se a mais de 20 produtos que contêm clorexidina. Este agente é habitualmente utilizado no tratamento das placas de rotina como suplemento químico. Surgiu como Hibiclens, um produto de limpeza de pele antimicrobiano com uma solução a 4%. Chegou ao mundo dentário como uma solução de 0,2% de clorexidina para o tratamento da gengivite.[28]

Aplicações clínicas

A aplicação de clorexidina é uma tentativa inespecífica de controlar os microrganismos e os momentos criteriosos das interações terapêuticas podem ajudar a obter um periodonto saudável. Foram sugeridos vários modos de aplicação da clorexidina, e cada técnica oferece diferentes vantagens:

A clorexidina pode ser administrada sob a forma de elixires bucais, pastas dentárias, géis, pensos periodontais, sprays e irrigação.

a. Enxaguamento:

A literatura mais conhecida é a utilização de digluconato de clorexidina para um colutório. Os dois enxaguamentos diários de 10 ml garantem a inibição total da placa bacteriana com um máximo de 0,2% (solução de clorexidina). Quando esta concentração é utilizada, as próteses e os dentes podem ficar descoloridos em

algumas semanas. Devido aos efeitos secundários relacionados com a concentração, a redução desejada da placa bacteriana pode ser conseguida com 10 ml de solução de clorexidina a 0,1% para uma ou duas aplicações diárias.

Reduzir ainda mais os níveis de clorexidina em crianças com problemas mentais para ajudar a reduzir as descolorações.

Em resumo, pode afirmar-se que a aplicação a curto prazo do digluconato de clorexidina numa concentração de 0,1% ou 0,2% de solução de clorexidina pode ser recomendada por rotina após a cirurgia periodontal. Um enxaguamento diário durante 2-3 semanas após os procedimentos pode ser satisfatório. Além disso, a incorporação de pó de cloridrato de clorexidina no penso periodontal melhorará as hipóteses de fixação periodontal. A aplicação a longo prazo de clorhexidina na concentração acima mencionada também pode ser recomendada do ponto de vista da proteção e da eficácia. No entanto, a descoloração é produzida pela utilização da clorexidina durante um longo período de tempo. Por conseguinte, pode ser aconselhada uma dosagem baixa se o medicamento for utilizado durante um longo período de tempo. A concentração óptima de uma aplicação a longo prazo deve ser sempre determinada individualmente, uma vez que existem grandes diferenças de coloração de pessoa para pessoa. Todos os enxaguamentos podem durar pelo menos 30-45 s com a lavagem de roupa com clorexidina. A dose óptima de clorexideno neste período pode ser limitada a 30%.

b. Pastas e géis dentais:

A tentativa de incorporar a clorexidina na pasta de dentes foi apenas parcialmente bem sucedida. Embora a aplicação de pastas dentífricas contendo clorexidina tenha criado apenas uma pequena descoloração, não foi possível obter um controlo químico completo da placa bacteriana com este veículo. É muito provável que a clorexidina adicionada possa ser inactivada por agentes aromatizantes e detergentes. O mesmo se aplica à aplicação de clorexidina em géis. Os géis podem ser aplicados como pastas dentárias, bem como em moldeiras acrílicas. Os géis e as pastas são muito mais expansivos do que os elixires bucais.

c. Irrigadores:

Os potenciais de inibição da placa bacteriana também estão em risco se os enxaguamentos com clorexidina forem reduzidos para diminuir a quantidade de corante. O impacto clínico reduzido irá contrabalançar o aumento da dose, tornando um irrigador numa ferramenta ideal para agentes antimicrobianos. A utilização de 400 ml de clorexidina 0,02% uma vez por dia num irrigador oral demonstrou, em estudos recentes, resultar numa inibição total da placa bacteriana. No entanto, para uma redução parcial da placa bacteriana, uma concentração tão baixa como 0,006% continua a proporcionar alguma inibição da placa bacteriana.[29]

Efeitos secundários da cloro-hexidina:

a. Ocasionalmente, embotamento da sensação gustativa.
b. Desconforto devido ao sabor amargo.
c. Sensação de ardor na mucosa.
d. Secura e dor da mucosa.
e. Descamação epitelial.[26]

Avanços recentes

Xylihex

É a preparação que consiste em clorexidina, fluoreto de sódio e xilitol em forma de comprimido. Esta pastilha pode ser utilizada em qualquer lugar. As soluções de lavagem bucal prontas a usar são impraticáveis, mas os sujeitos afirmam que o sabor do XYLIHEX é o pior em comparação com a clorexidina e o fluoreto de sódio.

Cloridrato de delmofenol

Foi desenvolvido como agente de controlo da placa bacteriana. O seu modo de ação não é conhecido em pormenor. O delmofenol é um agente ativo de superfície que pode interferir com a força de adesão entre os micróbios e o ambiente.[29]

Plax (enxaguamento antes da escovagem)

O enxaguamento pré-escovagem, plax (Pfizer), foi introduzido no mercado europeu no outono de 1989. O enxaguamento é a combinação de tensioactivos aniónicos e iónicos, incluindo lauril sulfato de sódio e polissorbato. Basicamente, é o sabão que actua sobre a placa bacteriana já formada para soltar e remover os depósitos. Recomenda-se a utilização do enxaguamento antes da escovagem diária. A eficácia do plax tem sido objeto de controvérsia, uma vez que os estudos controlados por placebo não conseguiram demonstrar a eficácia do plax. No entanto, os resultados de um estudo clínico de 6 meses demonstraram recentemente que o desempenho do plax (Colgate, Reino Unido) é substancialmente melhorado se o enxaguamento antes da escovagem contiver triclosan 0,3% e um copolímero de 0,125% de metoxietileno e ácido málico. Além disso, não foram registados efeitos adversos nestes produtos comerciais.[30]

Polidimetilsiloxano

A tensão superficial do polidimetilsiloxano (óleo de silicone). A superfície sólida é fortemente absorvida e a película fechada é hidrofóbica e impermeável. Devido a esta baixa tensão superficial, o óleo de silicone absorve a hidroxiapatite e o dente (esmalte dentinário) e forma uma camada fina, resistente e hidrofóbica que afecta as propriedades circundantes dos dentes. O principal mecanismo de deposição da película adquirida em condições normais é a interação iónica entre o cálcio com carga positiva na superfície do esmalte e a proteína com carga negativa (por exemplo, a fosfoproteína). Devido ao aspeto hidrofóbico da região tratada com óleo de silicone, um revestimento de óleo de silicone provoca a deposição de várias películas, que podem ser eluídas pela água. Óleo de silicone

é essencialmente não tóxico e resistente à degradação bacteriana. Um reservatório de agentes antimicrobianos lipossolúveis, solúveis em óleo de silicone, servirá a camada que liga os dentes com forças físicas e não químicas. Isto permite que os dentes desenvolvam uma película antibacteriana que liberta lentamente a atividade antibacteriana na saliva .[31]

Antibióticos

São substâncias produzidas por algumas espécies de microrganismos, que suprimem o crescimento ou matam outros microrganismos em concentrações muito baixas.

As condições para o uso tópico oral de antibióticos prescritas pelas agências reguladoras são:

a. Na verdade, não em circunstâncias de vida ou morte por razões médicas.

b. Não há sensibilidade cruzada.

c. Baixa dosagem e ativo.

d. Não sensível, alérgico aos tecidos orais ou distrativo.

e. Não é imune à alteração da ecologia oral.

f. Nenhuma absorção importante.

Penicilina

É bactericida e inibe a síntese da parede celular das bactérias. A penicilina e a tetraciclina demonstraram ser eficazes na inibição da formação da placa bacteriana em experiências com animais. Os antibióticos foram adicionados à dieta ou foram aplicados topicamente. Embora a penicilina possa inibir com sucesso a formação da placa bacteriana, este antibiótico, que é de extrema importância médica, não deve ser utilizado no controlo químico da placa bacteriana. Deve ser reservado para o tratamento de infecções potencialmente fatais. Além disso, existe o grande perigo de sensibilização. Vancomicina[32]

Este antibiótico é um polipéptido não absorvível eficaz contra organismos gram-positivos. É bactericida e actua interferindo com a síntese da parede celular. A aplicação tópica de vancomicina inibiu a formação de placas. A pasta adesiva de hamster contendo 1% de vancomicina reduziu o desenvolvimento da placa bacteriana em crianças com atraso mental. O consenso atual é que a vancomicina pode ser um agente terapêutico útil em situações em que é necessário remover uma quantidade substancial de placa bacteriana durante períodos relativamente curtos.

Niddamicina

A nidamicina (cc 10232), um antibiótico macrólido gram-positivo, é utilizada como enxaguamento duas vezes por dia a uma concentração de 0,1%. Foi registada uma redução da acumulação de placa de 11-77%.

A sensibilização cruzada à eritromicina não foi seguida para a sua aplicação clínica. Tetraciclina[31]

A utilização de uma solução de tetraciclina a 5% resultou na maior redução da placa bacteriana. Parece que a administração sistémica de tetraciclina não tem qualquer vantagem sobre o desbridamento local e o controlo mecânico da placa. Uma vez que as condições clinicamente melhoradas alcançadas com a administração de tetraciclina são apenas de curta duração quando comparadas com os procedimentos mecânicos de rotina. Apesar de não existirem dúvidas quanto aos excelentes efeitos inibidores de vários antibióticos, os potenciais perigos envolvidos no uso prolongado não foram, no entanto, analisados devido à sensibilização cruzada com a eritromicina.[32]

Canamicina

O largo espetro de ação da canamicina parece mais potente do que a gama restrita de antibióticos para utilização na antiplaca. De facto, um peso de placa de 5% em Orabase emolientes de uma pasta adesiva teve um efeito com uma má higiene oral. Apesar de vários agentes terem provado

eficaz em estudos de curto prazo, existe um consenso geral de que os antibióticos são inadequados para utilização de rotina como agentes antiplaca. Há uma série de razões pelas quais os antibióticos são contra-indicados para uso regular em enxaguatórios bucais. Estas incluem o desenvolvimento de hipersensibilidade, o aparecimento de resistência bacteriana e a super-infeção por organismos fúngicos.[33]

Desafios futuros no controlo químico da placa bacteriana

Novos métodos são, por isso, importantes para o controlo das doenças relacionadas com a placa bacteriana oral. Os probióticos visam a remoção de bactérias patogénicas para assegurar a regulação biológica da placa bacteriana. Os probióticos não têm apenas propriedades antimicrobianas, mas também são capazes de modular o sistema imunitário para acções anti-inflamatórias. Está atualmente a ser desenvolvido outro campo de investigação para a vacinação contra doenças relacionadas com o biofilme oral. A investigação adicional para determinar a utilização potencial destes agentes é da maior importância. Os produtos naturais fornecem substâncias estruturalmente diversas com uma vasta gama de biodiversidade que podem ser úteis para uma terapia alternativa ou adjuvante da placa bacteriana. Assim, o controlo químico da placa bacteriana, embora seja apenas um complemento do controlo mecânico da placa bacteriana, oferece promessas, desafios e áreas inexploradas.[34]

Controlo da placa bacteriana em crianças especiais

A AAPD define necessidades especiais de cuidados de saúde como "qualquer deficiência física, de desenvolvimento, mental, sensorial, comportamental, cognitiva ou emocional ou condição limitante que exija gestão médica, intervenção de cuidados de saúde e/ou utilização de serviços ou programas especializados. A condição pode ser congénita, de desenvolvimento ou adquirida através de doença, trauma ou causa ambiental e pode impor limitações na realização de actividades diárias de auto-manutenção ou limitações substanciais numa atividade importante da vida. Os cuidados de saúde para indivíduos com necessidades especiais requerem conhecimentos especializados, bem como uma maior consciencialização e atenção, adaptação e medidas de acomodação para além do que é considerado rotina."[35] As crianças com CCSN podem incluir as que têm perturbações comportamentais (por exemplo, ansiedade, perturbação de défice de atenção e hiperatividade, perturbação do espetro do autismo), congénitas (por exemplo, trissomia 21, doença cardíaca congénita), de desenvolvimento (por exemplo, paralisia cerebral) ou cognitivas (por exemplo, deficiência intelectual) e doenças sistémicas (por exemplo, cancro infantil, doença falciforme). Em alguns casos, a doença afecta principalmente o complexo orofacial (por exemplo, amelogénese imperfeita, dentinogénese imperfeita, fenda labial/palatina, cancro oral). Embora estes indivíduos possam não ter as mesmas limitações que os outros doentes com CCSN, as suas necessidades são únicas, afectam a sua qualidade de vida global e requerem cuidados de saúde orais especializados e multidisciplinares.

Estes indivíduos podem correr um risco acrescido de contrair doenças orais ao longo da sua vida. As condições de saúde bucal associadas à SHCN incluem:

1. acumulação de cálculos, resultando num aumento da gengivite e do risco de doença periodontal.
2. hipoplasia do esmalte.
3. cáries dentárias.
4. aversão oral e problemas de comportamento.
5. a lotação dentária.
6. má oclusão.
7. anomalias no desenvolvimento, tamanho, forma, erupção e formação da arcada dentária.
8. bruxismo e facetas de desgaste.
9. fratura de dentes ou traumatismo.[36]

As doenças orais podem ter um impacto direto e devastador na saúde geral e na qualidade de vida. Os indivíduos com determinados problemas ou condições de saúde sistémicos, tais como imunidade comprometida (por exemplo, doenças malignas, vírus da imunodeficiência humana, história de transplante de órgãos) ou condições cardíacas com um risco elevado de endocardite infecciosa, podem ser especialmente vulneráveis aos efeitos das doenças orais. Os doentes com deficiências cognitivas, de desenvolvimento ou físicas que afectem a sua capacidade de compreender, assumir responsabilidades ou cooperar com práticas preventivas de saúde oral também são susceptíveis. A saúde oral é uma parte inseparável da saúde e do bem-estar geral. De acordo com o Inquérito Nacional sobre a Saúde Infantil em 20172018, cerca de 13,6 milhões de crianças (18,5%) tinham uma necessidade especial de cuidados de saúde. Uma em cada quatro crianças com SHCN (26,6 por cento) tinha limitações funcionais, uma em cada cinco (19,9 por cento) era afetada de forma consistente ou significativa pelo(s) seu(s) problema(s) de saúde e quase metade (46,0 por cento) era por vezes/moderadamente afetada pelo(s) seu(s) problema(s) de saúde. O Apelo à Ação para Melhorar a Saúde e o Bem-Estar das Pessoas com Deficiência, do Surgeon General, incluía um apelo para redobrar os esforços na prevenção de doenças e na promoção da saúde e do bem-estar geral das pessoas com deficiência. Devido às melhorias nos cuidados médicos, os doentes com CCS estão a viver mais tempo e necessitam de cuidados médicos e de saúde oral prolongados.[35] Muitos dos diagnósticos anteriormente agudos e fatais tornaram-se doenças crónicas e controláveis. Os cuidados de saúde oral são tão importantes como a prestação de serviços médicos. As necessidades dentárias não satisfeitas estão associadas ao estatuto e à complexidade das SHCN. As crianças afectadas por doenças mais graves têm maior risco de ter necessidades dentárias não satisfeitas. As barreiras ao atendimento de crianças com SHCN podem variar de limitações no acesso a um dentista disposto a prestar atendimento, acesso a um profissional com experiência e conhecimento, cooperação da criança e problemas de transporte. Devido a estas necessidades de cuidados dentários não satisfeitas, deve ser criado um lar dentário com serviços abrangentes e coordenados. É mais provável que a saúde óptima das crianças seja alcançada com acesso a benefícios de cuidados de saúde abrangentes. Os obstáculos comuns aos cuidados de saúde oral medicamente necessários incluem restrições financeiras. O seguro desempenha um papel importante para as famílias com crianças que têm SHCN, mas ainda oferece uma proteção incompleta. Muitos indivíduos com NPI dependem de financiamento público para pagar os cuidados médicos e dentários e não têm acesso adequado a seguros privados para serviços de cuidados de saúde. A falta de cuidados preventivos e terapêuticos atempados pode aumentar a necessidade de cuidados dispendiosos e agravar os problemas de saúde sistémicos.[37]

As barreiras não financeiras, como a língua e as considerações psicossociais, estruturais e culturais, podem interferir no acesso aos cuidados de saúde oral. A comunicação eficaz é essencial e, para os pacientes/pais com deficiência auditiva, pode ser conseguida através de uma variedade de métodos, incluindo intérpretes, materiais escritos e leitura labial. Os factores psicossociais associados ao acesso dos doentes com CCSN incluem crenças de saúde oral, normas de responsabilidade do prestador de cuidados e experiência dentária anterior do prestador de cuidados. As barreiras estruturais incluem transporte, políticas de ausência escolar, tratamento discriminatório e dificuldade em localizar prestadores que aceitem o Medicaid. As prioridades e atitudes podem servir como impedimentos aos cuidados orais. Os esforços de promoção da saúde oral do prestador de cuidados e o interesse na educação relacionada com a saúde oral têm sido positivamente correlacionados com o nível de função, capacidades e independência de um indivíduo com SHCN. A falta de sensibilização e de conhecimentos dos pais e dos médicos sobre o tratamento de crianças com CCS pode impedir que um indivíduo com CCS procure cuidados dentários preventivos. Outras condições de saúde podem parecer mais importantes do que a saúde dentária, especialmente quando a relação entre a saúde oral e a saúde geral não é bem compreendida. As pessoas com NEE podem manifestar um maior nível de ansiedade em relação aos cuidados dentários do que as pessoas sem deficiência, o que pode ter um impacto negativo na frequência das consultas dentárias e, subsequentemente, na saúde oral. Uma avaliação da ansiedade ou do medo dentário é um desafio nesta população e, em alguns casos, é útil uma estimativa através do relato dos pais ou do prestador de cuidados. Os pacientes com SHCN requerem considerações adicionais para a orientação comportamental, incluindo o desenvolvimento do paciente, o nível de educação, a capacidade cognitiva, a cooperação em contextos médicos, os factores que desencadeiam o comportamento não cooperativo, as estratégias calmantes, a adesão ao horário ou à rotina, as terapias actuais e outras adaptações benéficas, uma vez que estas podem complicar a prestação de cuidados. A utilização de técnicas básicas e avançadas de orientação comportamental permite ao dentista reconhecer as complexidades da gestão de doentes com SHCN.[35]

A gestão de pacientes com SHCN inclui a coordenação adequada e a transição para os cuidados de adultos. Os odontopediatras estão preocupados com a diminuição do acesso aos cuidados de saúde oral para os doentes com NCC, à medida que estes ultrapassam a idade da maioridade. Encontrar uma residência dentária para pacientes não pediátricos com SHCN pode ser um desafio. Os hospitais pediátricos, ao imporem restrições de idade, podem criar outra barreira aos cuidados prestados a estes doentes. Este facto apresenta dificuldades para os dentistas pediátricos que prestam cuidados a pacientes adultos com NHI que ainda não fizeram a transição para os cuidados primários para adultos. Os centros de cirurgia de ambulatório e a anestesia geral em consultório podem ser alternativas, embora possam não ser adequados para pacientes com necessidades especiais medicamente complexas. A Comissão de Acreditação Dentária exige que as escolas de medicina dentária assegurem que os esforços curriculares se centrem na formação dos estudantes no que respeita à avaliação das necessidades de tratamento dos doentes com NCC.[38]

Recomendações

A redução do risco de desenvolver doenças orais é parte integrante dos cuidados de saúde oral abrangentes para crianças com SHCN. Os objectivos dos cuidados incluem: (1) estabelecer o domicílio dentário numa idade precoce, (2) obter um histórico médico, dentário e social completo do paciente, (3) criar um ambiente propício para que a criança receba cuidados, (4) fornecer educação abrangente sobre saúde oral e orientação antecipatória à criança e ao cuidador, e (5) fornecer serviços preventivos e terapêuticos, incluindo orientação comportamental e uma abordagem multidisciplinar quando necessário. A atenção ao pormenor é importante para todos os aspectos dos cuidados, incluindo a marcação de consultas, a avaliação, o planeamento do tratamento, o consentimento, a educação e a orientação antecipatória, o tratamento, as chamadas de atenção e a transição dos cuidados quando o paciente atinge a idade adulta.[36]

Casa dentária

Um lar dentário deve ser estabelecido até aos 12 meses de idade, especialmente para crianças com SHCN. O lar dentário proporciona uma oportunidade para implementar práticas preventivas individualizadas de saúde oral, ajuda a estabelecer cuidados dentários de rotina e reduz o risco da criança de doenças dentárias/orais evitáveis. Os dentistas são obrigados a estar familiarizados com os regulamentos da Lei dos Americanos com Deficiências (AwDA) e a garantir o seu cumprimento. Os regulamentos exigem que os profissionais proporcionem acesso físico ao consultório dentário (por exemplo, rampas para cadeiras de rodas, lugares de estacionamento para deficientes). **Marcação de consultas**

O contacto inicial do cuidador e do paciente com o consultório dentário permite a ambas as partes uma oportunidade de abordar as necessidades primárias de saúde oral da criança e de confirmar a conveniência de marcar uma consulta com esse profissional em particular. Juntamente com o nome, a idade e a queixa principal da criança, a rececionista deve determinar a presença e a natureza de qualquer SHCN e, quando apropriado, o(s) nome(s) do(s) prestador(es) de cuidados médicos da criança. O pessoal do consultório, sob a orientação do dentista, deve determinar a necessidade de aumentar a duração da consulta e/ou de pessoal auxiliar adicional para atender o paciente de forma eficaz e eficiente. A necessidade de aumentar o tempo do dentista e da equipa, bem como de serviços personalizados, deve ser documentada para que o pessoal do consultório esteja preparado para acomodar as circunstâncias únicas do paciente em cada visita subsequente.[39]

Ao marcar pacientes com o SHCN, é imperativo familiarizar-se e cumprir a Lei de Portabilidade e Responsabilidade do Seguro de Saúde (HIPAA) e os regulamentos da AwDA aplicáveis às práticas dentárias. A HIPAA assegura que a privacidade do paciente está protegida e a AwDA impede a discriminação com base numa deficiência.[36] **Avaliação do paciente**

O conhecimento do historial médico do doente é essencial. É necessária uma história clínica exacta, completa e actualizada para um diagnóstico correto, um planeamento eficaz do tratamento e para diminuir o risco de agravamento de uma condição médica durante a prestação de cuidados. A entrevista de admissão deve abordar a queixa principal, a história da doença atual, as condições médicas e/ou doenças, os prestadores de cuidados médicos, as hospitalizações/cirurgias, as experiências anestésicas, os medicamentos actuais, as alergias/sensibilidades, o estado de imunização, a revisão dos sistemas e as histórias familiar, social e dentária. A entrevista deve incluir o desenvolvimento do paciente, o nível de educação e a capacidade cognitiva para ajudar a prever a cooperação.[38] Muitas crianças com SHCN podem ter considerações sensoriais ou limitações de comunicação que podem tornar a experiência odontológica desafiadora; o dentista deve incluir essas preocupações durante a anamnese e estar preparado para modificar a prestação tradicional de cuidados bucais para atender às necessidades exclusivas da criança. Se o paciente/pai não for capaz de fornecer informações exactas, pode ser necessário consultar o prestador de cuidados ou o médico do paciente. Em cada visita do paciente, a equipa dentária deve consultar e atualizar verbalmente o historial médico do paciente, registando quaisquer cuidados médicos recentes por doença ou lesão, alterações no estado de saúde, condições médicas recentemente diagnosticadas, alergias/sensibilidades e alterações na medicação. A obtenção de uma atualização por escrito em cada consulta de revisão melhora a documentação e o conhecimento do historial e do estado de saúde do doente. O registo do doente deve identificar quaisquer condições médicas significativas. Um exame clínico abrangente inclui a avaliação da cabeça, pescoço e estruturas orais, juntamente com a avaliação do risco de cárie e periodontal. A avaliação do risco de cárie fornece um meio de classificar o risco de cárie num determinado momento e, portanto, deve ser aplicada periodicamente para avaliar as alterações no estado de risco de um indivíduo. O exame também deve incluir avaliações da oclusão, hábitos e lesões traumáticas. O dentista deve rever todos os meios auxiliares de diagnóstico disponíveis, tais como radiografias, fotografias ou análises ao sangue. Deve ser fornecido ao doente e aos pais um resumo dos resultados orais e recomendações de tratamento específicas. Quando apropriado, os outros prestadores de cuidados de saúde do paciente (por exemplo, médicos, enfermeiros, terapeutas) e os cuidadores devem ser informados de quaisquer resultados significativos. Deve ser recomendado um programa preventivo individualizado, incluindo um calendário de consultas dentárias, após a avaliação do risco de cárie, das necessidades de saúde oral e das capacidades do paciente.[40]

Consultas médicas

O dentista deve coordenar os cuidados através de consulta com os outros prestadores de cuidados do paciente. Quando apropriado, o médico deve ser consultado relativamente a medicamentos, sedação, anestesia geral e restrições ou preparações especiais que possam ser necessárias para garantir a prestação segura de cuidados de saúde oral. Pode ser necessária uma abordagem multidisciplinar na gestão de casos complexos. O dentista e a equipa devem estar sempre preparados para gerir uma emergência médica.[41]

Planeamento do tratamento dentário

Os objectivos dos cuidados de saúde oral para os indivíduos com SHCN estão em consonância com os de todas as crianças, tendo em conta os riscos, benefícios e prognóstico do plano proposto para a condição do indivíduo. Compreender o nível cognitivo do doente, as sensibilidades, a aversão oral e os factores que desencadeiam comportamentos negativos ajudará a melhorar a prestação de cuidados e a comunicação. Os dentistas devem comunicar com os doentes com SHCN a um nível adequado ao seu desenvolvimento cognitivo. O dentista não deve assumir que os pacientes com dificuldades de comunicação têm uma deficiência intelectual associada, exceto se especificado. Os doentes com deficiência auditiva ou visual podem necessitar de comunicação não verbal e de sugestões com a ajuda do prestador de cuidados. Outras considerações incluem o tratamento da doença ativa antes de quaisquer procedimentos médicos importantes necessários (por exemplo, cirurgia cardíaca, início de tratamento oncológico), o adiamento de todos os tratamentos dentários electivos durante as fases activas dos cuidados médicos se a criança estiver imunocomprometida ou em risco hematológico e a prescrição de profilaxia antibiótica se o risco de endocardite infecciosa ou de infeção de local distante (por exemplo, na presença de doença sistémica não controlada, se o indivíduo estiver imunocomprometido) for elevado. O médico deve ter um conhecimento profundo das indicações e contra-indicações para o uso de agentes farmacológicos (por exemplo, antibióticos, analgésicos, sedativos, anestésicos) em relação à condição médica do paciente. Em algumas situações (por exemplo, problemas anatómicos das vias aéreas; risco elevado de complicações com procedimentos, cirurgias ou anestesia geral; necessidade de cuidados especializados de alto nível), está indicado o tratamento num hospital terciário. Existe uma preocupação anedótica dos pais quanto ao aumento do risco de desenvolvimento de perturbações do desenvolvimento neurológico, como o autismo, com a exposição à anestesia geral. A investigação demonstrou que a exposição à anestesia geral antes dos dois anos de idade e o número de exposições não foram associados ao desenvolvimento de autismo, no entanto, é necessária mais investigação relativamente aos riscos associados a perturbações do desenvolvimento neurológico. As indicações para uma avaliação ortodôntica incluem assimetria facial, anormalidades na respiração nasal, má oclusão e dificuldades na mastigação, deglutição, fala e/ou funcionamento oral. A principal motivação para os pais submeterem seus filhos com SHCN à terapia ortodôntica é melhorar a atratividade facial, a função oral e a qualidade de vida da criança. A decisão de iniciar o tratamento ortodôntico deve levar em conta a capacidade da criança de tolerar o tratamento e os resultados esperados do tratamento.[37]

Consentimento informado

Todos os pacientes devem ser capazes de fornecer um consentimento informado assinado para o tratamento dentário ou ter alguém presente que possa legalmente prestar este serviço por eles. O consentimento informado/assentimento tem de cumprir as leis estatais e, quando aplicável, os requisitos institucionais. O consentimento informado deve ser bem documentado no registo dentário através de um formulário assinado e testemunhado. **Orientação comportamental**

A orientação comportamental do paciente com SHCN pode ser um desafio.

A comunicação pode ser limitada devido à ansiedade, deficiência intelectual ou deficiência auditiva ou visual. Devido à ansiedade dentária, à falta de compreensão dos cuidados dentários, à aversão oral ou à fadiga causada por várias consultas e procedimentos médicos, as crianças com SHCN podem apresentar comportamentos resistentes. Esses comportamentos podem interferir na segurança do tratamento dentário. Com a ajuda dos pais/cuidadores, a maioria dos pacientes com deficiências físicas e intelectuais pode receber cuidados de saúde oral no consultório dentário. A estabilização protetora pode ser útil para alguns pacientes (por exemplo, aqueles com comportamentos agressivos, descontrolados ou impulsivos; quando as técnicas tradicionais de orientação comportamental não são adequadas) para a prestação segura de cuidados e com consentimento. Quando as técnicas não farmacológicas de orientação comportamental são ineficazes, o profissional pode recomendar sedação ou anestesia geral para permitir a conclusão de um tratamento abrangente de forma segura e eficiente.[41] **Estratégias preventivas**

Os indivíduos com SHCN podem estar em risco acrescido de contrair doenças orais; estas doenças prejudicam ainda mais a saúde geral do doente. A educação dos pais/cuidadores é fundamental para garantir uma supervisão adequada e regular da higiene oral diária. A equipa de profissionais de medicina dentária deve desenvolver um programa de higiene oral individualizado que se adapte à incapacidade única do paciente. A assistência de outras profissões de saúde (por exemplo, terapia ocupacional) pode ser benéfica. A escovagem com um dentífrico fluoretado duas vezes por dia ajuda a prevenir cáries e gengivite. Se os problemas sensoriais do doente fizerem com que o sabor ou a textura da pasta de dentes fluoretada sejam intoleráveis, pode ser aplicada com a escova de dentes uma pasta de dentes sem lauril sulfato de sódio (SLS) para eliminar a formação de espuma, um elixir bucal fluoretado ou uma alternativa (por exemplo, fosfopeptídeo de caseína - fosfato de cálcio amorfo [CPP-ACP]). As escovas de dentes podem ser modificadas para permitir que as pessoas com deficiências físicas possam escovar os seus próprios dentes. As escovas de dentes eléctricas e os suportes para fio dental podem melhorar a adesão dos doentes. Os prestadores de cuidados devem prestar os melhores cuidados orais quando o doente não é capaz de o fazer adequadamente.

Quando uma dieta rica em hidratos de carbono ou a utilização de suplementos de alto teor calórico é clinicamente necessária (por exemplo, para aumentar o ganho de peso), o dentista deve fornecer estratégias para atenuar o risco de cárie, alterando a frequência e/ou aumentando as medidas preventivas. Os medicamentos e os seus efeitos secundários orais (por exemplo, xerostomia, crescimento gengival excessivo) devem ser revistos, uma vez que podem ter um impacto no risco de cárie e periodontal.[39]

Os doentes com SHCN podem beneficiar de selantes. Os selantes reduzem o risco de cáries nas fossas e fissuras susceptíveis dos dentes decíduos e permanentes. Os fluoretos tópicos (por exemplo, fluoreto de sódio, diamino fluoreto de prata) podem ser indicados quando o risco de cárie está aumentado. As restaurações terapêuticas provisórias (RTI), utilizando materiais como os ionómeros de vidro que libertam flúor, podem ser úteis como abordagens preventivas e terapêuticas em doentes com NCEH. Em casos de gengivite e doença periodontal, o enxaguatório bucal com clorexidina pode ser útil. A utilização de uma escova de dentes para aplicar a clorexidina é uma opção se os prestadores de cuidados estiverem preocupados com a possibilidade de a criança engolir o anti-sético. Está indicada uma maior frequência de consultas para os doentes com doença dentária grave. Os doentes com doença periodontal agressiva requerem o encaminhamento para um periodontista para avaliação e tratamento, se as necessidades de tratamento estiverem para além do âmbito da prática do dentista responsável pelo tratamento. As estratégias preventivas para os doentes com NCEH também devem abordar as lesões traumáticas. Isto incluiria orientação antecipada sobre o risco de traumatismo (por exemplo, com perturbações convulsivas ou défices de coordenação/competências motoras), fabrico de protectores bucais e o que fazer se ocorrer um traumatismo dentoalveolar. Além disso, as crianças com SHCN têm maior probabilidade de serem vítimas de abuso físico, abuso sexual e negligência quando comparadas com crianças sem deficiência.

As lesões craniofaciais, da cabeça, da face e do pescoço ocorrem em mais de metade dos casos de abuso de crianças. Devido a esta incidência, os dentistas precisam de estar conscientes dos sinais de abuso e dos procedimentos de notificação obrigatória.[42]

Barreiras

Os dentistas devem estar familiarizados com os recursos baseados na comunidade para pacientes com SHCN e incentivar essa assistência quando apropriado. Enquanto os hospitais locais, as instalações de saúde pública, os serviços de reabilitação ou os grupos que defendem as pessoas com SHCN podem ser contactos valiosos para ajudar o dentista/paciente a lidar com as barreiras linguísticas e culturais, outros recursos baseados na comunidade podem oferecer apoio com considerações financeiras ou de transporte que impedem o acesso aos cuidados.[43]

Pacientes com problemas orofaciais de desenvolvimento ou adquiridos

As necessidades de cuidados de saúde oral dos doentes com patologias orofaciais adquiridas ou em desenvolvimento exigem considerações especiais, e a gestão das suas condições orais pode apresentar outros desafios únicos. Algumas crianças com doenças orofaciais adquiridas podem ter aversão oral, o que pode aumentar a sua ansiedade e diminuir a cooperação no ambiente dentário. Os defeitos de desenvolvimento, como a displasia ectodérmica hereditária com manifestações clínicas de oligodontia e anomalias de tamanho ou forma, podem causar problemas para toda a vida e ser devastadores para crianças e adultos. Desde o primeiro contacto com a criança e a família, devem ser envidados todos os esforços para ajudar a família a adaptar-se e a compreender a complexidade da anomalia e as necessidades orais relacionadas e fornecer uma visão geral dos objectivos e da progressão do tratamento. O dentista deve ser sensível ao bem-estar psicossocial do paciente, bem como aos efeitos da doença no crescimento, na função e na aparência. As condições orais congénitas podem implicar uma intervenção terapêutica de natureza prolongada, programada para coincidir com os marcos do desenvolvimento. Os doentes com doenças como a displasia ectodérmica, a epidermólise bolhosa, a fenda do lábio/palato e o cancro oral podem exigir uma abordagem de equipa multidisciplinar para os seus cuidados. A coordenação da prestação de serviços pelos vários prestadores de cuidados de saúde pode ser crucial para o êxito dos resultados do tratamento. Os doentes com envolvimento oral de doenças como a osteogénese imperfeita, a displasia ectodérmica e a epidermólise bolhosa apresentam frequentemente barreiras financeiras únicas. Embora as manifestações orais sejam intrínsecas às doenças genéticas e congénitas, os benefícios de saúde médica podem não proporcionar cuidados de saúde oral profissionais relacionados. A distinção feita por terceiros pagadores entre as anomalias congénitas que envolvem o complexo orofacial e as que envolvem outras partes do corpo é frequentemente arbitrária e sem mérito. Para crianças com displasia ectodérmica, hipodontia ou oligodontia, podem ser indicadas próteses removíveis ou fixas (incluindo próteses completas ou sobredentaduras) e implantes. Os dentistas devem trabalhar com o sector dos seguros para reconhecer a indicação médica e a justificação para este tratamento nestes casos. 4[4]

Referências

Um doente pode sofrer a progressão da sua doença oral se o tratamento não for efectuado devido à idade, comportamento, incapacidade de cooperar, deficiência ou estado clínico. O adiamento ou a recusa de cuidados pode resultar em dor desnecessária, desconforto, aumento das necessidades e custos de tratamento, experiências de tratamento desfavoráveis e resultados de saúde oral reduzidos. Os dentistas têm a obrigação de atuar de forma ética no tratamento dos pacientes. Se as necessidades do doente ultrapassarem as competências do profissional, o dentista deve efetuar os encaminhamentos necessários para assegurar a saúde geral do doente. Nalguns casos, a natureza complexa da doença e/ou as condições existentes requerem múltiplos encaminhamentos e uma abordagem de equipa (por exemplo, equipa de fissura lábio-palatina) para prestar cuidados abrangentes.[42]

Transição para a medicina dentária de adultos

Quando os pacientes com SHCN atingem a idade adulta, as suas necessidades de cuidados de saúde oral podem ultrapassar o âmbito da prática do dentista pediátrico. A transição bem-sucedida dos cuidados dentários pediátricos para os cuidados dentários dos adultos é essencial para a continuidade dos cuidados e para a melhoria dos resultados a longo prazo das crianças com CCSN. A educação e a preparação antes da transição para um dentista que tenha conhecimentos e se sinta confortável com as necessidades de saúde oral dos adultos e com a gestão da SHCN são importantes. Até que a nova casa dentária seja estabelecida, o paciente deve manter uma relação com o atual prestador de cuidados e ter acesso a serviços de emergência.[38] Nos casos em que a transição não é possível ou desejada, o domicílio dentário pode permanecer com o dentista pediátrico, que deve recomendar encaminhamentos apropriados para cuidados dentários especializados, conforme necessário. Uma transição coordenada de um lar dentário pediátrico para um lar dentário de adultos é fundamental para prolongar o nível de saúde oral e a trajetória de saúde estabelecida durante a infância. Uma das principais preocupações da profissão de dentista é a introdução do público aos procedimentos preventivos que podem ser utilizados para manter uma saúde oral óptima. A necessidade de um programa bem organizado de controlo da placa bacteriana tem-se revelado especialmente crítica para crianças com deficiências físicas e mentais. Se for necessária anestesia geral para completar procedimentos de restauração, é importante que um indivíduo responsável tenha a higiene oral da criança especial sob controlo antes de se tentar a reabilitação. As crianças deficientes geralmente são incapazes de cuidar adequadamente de seus dentes e, na maioria dos casos, os cuidados ficam sob a responsabilidade dos pais, tutores ou assistentes institucionais. A comunicação tem sido fortemente enfatizada como um fator determinante para o sucesso de um programa de controlo da placa bacteriana. Quando os pais e a criança são abordados pela primeira vez em consulta, é necessário estabelecer uma boa relação e familiarizar-se com as suas atitudes e crenças. É importante explicar a origem dos problemas dentários da criança numa terminologia simples e descritiva que seja facilmente compreendida. Assim que se tiver familiarizado com os pais e os tiver consciencializado das suas responsabilidades, pode ser delineado um programa de controlo da placa bacteriana adequado às necessidades individuais da criança. Antes de iniciar este programa, é importante que a criança se sinta o mais relaxada e segura possível. Os pais devem ser instruídos a falar num tom de voz suave e calmo e a manter o tato físico com a criança. Ao ser consistente, firme e gentil, o pai pode eventualmente desenvolver uma relação que fará com que a criança aceite os procedimentos de controlo da placa bacteriana de bom grado e com uma atitude positiva. É importante, após uma demonstração passo a passo dos procedimentos de controlo da placa bacteriana, dar aos pais a oportunidade de mostrarem a sua capacidade de gerir a higiene oral da criança. Isto irá proporcionar um reforço para os pais e uma oportunidade para determinar problemas específicos que possam necessitar de correção ou de trabalho adicional.[36]

Programa de controlo da placa bacteriana

Posicionamento: A seleção da posição do doente varia consoante o tamanho especial da criança, a idade e a cooperação. No entanto, para que a posição seja eficaz, os pais devem apoiar completamente a cabeça e o corpo da criança, os pais e a criança devem estar confortavelmente posicionados e deve haver uma fonte de luz adequada com o máximo de visibilidade.

A posição defendida por Starkey é útil quando é possível manter uma comunicação e cooperação adequadas. A mãe coloca-se atrás da criança e embala a sua cabeça no braço, apoiando-a contra o seu corpo. Quando os dentes superiores são escovados, é útil inclinar a cabeça da criança para trás o mais possível. Normalmente, esta posição não é eficaz para a criança com deficiência grave, quando não é possível manter o controlo.

Noutros casos, pode ser mais eficaz sentar a criança numa cadeira enquanto o pai ou a mãe fica atrás e usa um braço para apoiar a cabeça da criança contra o seu corpo ou contra as costas da cadeira (pode ser usada uma almofada para conforto, quando necessário).

A criança pode ser sentada numa almofada no chão, de costas para uma cadeira. O pai pode então sentar-se na cadeira e apoiar os ombros ou a cabeça da criança, ou ambos, com os joelhos. Outro método consiste em deitar a criança em decúbito dorsal no chão ou numa cama, enquanto o pai se senta e trabalha ao lado da cabeça da criança. No entanto, o conforto dos pais nesta posição é questionável e deve ser considerado antes de ser tentado. Uma variação desta posição consiste em colocar os pais junto ao topo da cabeça da criança ou inclinados ao longo do seu corpo. Uma posição muito simples e confortável em que a criança se deita num sofá e coloca a cabeça no colo do pai. Em algumas situações, podem ser necessárias duas pessoas para assegurar um controlo suficiente. Uma pessoa pode utilizar qualquer uma das posições anteriormente mencionadas enquanto a segunda segura os membros superiores ou inferiores, ou ambos.[43]

Imobilização - Para as crianças às quais não se apliquem as posições acima referidas, podem ser utilizadas correias ou dispositivos de imobilização. Estes dispositivos não devem ser vistos como punitivos, mas sim como adjuvantes para proporcionar proteção aos pais e à criança.

Apoio da boca - Logo que os pais tenham encontrado uma posição eficaz, deve considerar-se a possibilidade de abrir a boca da criança. Se não houver cooperação, uma lâmina de língua pode ser deslizada ao longo do interior da bochecha até ao bordo anterior do ramo, onde é aplicada uma ligeira pressão. Isto provoca algum desconforto e normalmente leva a criança a abrir a boca. Um suporte bucal é então inserido entre os dentes para estabilizar os maxilares e permitir um acesso e visibilidade adequados para os pais. Os dispositivos de apoio bucal mais eficazes são as lâminas de língua almofadadas, que podem ser feitas colocando quatro ou cinco lâminas de língua juntas e envolvendo gaze e fita adesiva numa das extremidades.[44]

Coloração: Uma vez que a placa bacteriana, tal como existe normalmente na cavidade oral, é quase invisível, a coloração é um excelente auxiliar didático para a escovagem dos dentes e o uso do fio dental. A maioria dos corantes são corantes inofensivos fornecidos como misturas concentradas, algumas das quais são diluídas com água, ou como comprimidos que podem ser mastigados ou dissolvidos. O corante pode ser aplicado antes ou depois de os pais terem tentado escovar os dentes e usar o fio dental. Se a criança não conseguir mastigar uma pastilha reveladora, pode ser preparada uma solução e aplicada com um aplicador de ponta de algodão. Qualquer uma das técnicas permite que os pais vejam claramente a região onde a escovagem e o uso do fio dental foram insuficientes. Um procedimento diário de coloração deve ser continuado até que os pais estejam confiantes nas suas técnicas; depois, a frequência da sua utilização pode ser deixada ao critério dos pais.[41]

Uso do fio dental: Deve ser ensinada aos pais uma rotina sistemática de uso do fio dental para remover a placa interproximal onde a escova não consegue chegar. Embora isto possa ser difícil em certas crianças deficientes, a importância deste aspeto do programa preventivo não pode ser demasiado enfatizada.[42]

Ao enrolar o fio dentário à volta dos dedos médios, os pais podem remover a placa bacteriana da forma habitual. No entanto, para facilitar o manuseamento e reduzir a probabilidade de a criança se magoar, pode ser utilizado um auxiliar ou suporte de fio dentário. Estes instrumentos disponíveis no mercado são geralmente feitos de plástico e permitem que o fio dental seja facilmente utilizado com uma mão.

Escovagem dos dentes: Vários estudos demonstraram que as escovas de dentes automáticas são benéficas para a remoção da placa dentária e dos resíduos alimentares. Em condições adequadas, a escova eléctrica pode ser um complemento importante no trabalho com certas crianças deficientes. No entanto, uma pessoa diligente pode manter a higiene oral do seu filho com sucesso com uma escova de dentes manual.

Recomenda-se uma escova pequena e multifunções com pontas de nylon macias e arredondadas. Os dentes devem ser escovados sem pasta de dentes para evitar problemas de deglutição e cuspidela. Além disso, isto permite que a escovagem seja feita fora da casa de banho, em circunstâncias como o visionamento de televisão, o que prenderá a atenção da criança e ajudará no desenvolvimento de relações.[32]

Em primeiro lugar, os pais devem tentar remover a placa bacteriana com a rotina normal de escovagem. Se esta não for adequada, deve utilizar uma técnica que limpe os dentes de forma mais eficaz. Um movimento circular, para cima e para baixo, com movimentos curtos, suaves e consistentes, removerá a placa bacteriana de forma eficaz na maioria dos casos. Independentemente do método de escovagem preferido, é imperativo que se estabeleça uma rotina sistemática e que esta seja seguida pelo menos uma vez por dia e, de preferência, novamente antes de deitar.[31]

Aplicação de flúor: Ericsson e Forsman, e Torell e Ericsson descobriram que uma aplicação diária de flúor depois de os pais terem feito um trabalho minucioso de escovagem e uso de fio dental resulta numa proteção adicional. Este agente é prescrito como um comprimido mastigável aromatizado (1,0 mg de flúor/comprimido) ou solução (1,0 mg de flúor/5 cc).

Se a criança deficiente não conseguir mastigar uma pastilha, pode ser aplicada uma solução de flúor com uma escova de dentes ou um aplicador com ponta de algodão. Após a aplicação, a criança não deve comer ou beber durante 30 minutos.

Quando os procedimentos de higiene oral tiverem sido demonstrados exaustivamente, cada passo deve ser revisto com os pais para esclarecimento. Deve ser agendada uma série de consultas de acompanhamento para reforçar as técnicas de remoção de placa bacteriana e prevenção de doenças dentárias, verificar a eficiência da rotina dos pais e ajudá-los com problemas.[44]

Aconselhamento nutricional: O controlo total da placa bacteriana deve envolver a restrição dos hidratos de carbono fermentáveis essenciais para a formação da placa bacteriana. Nizel demonstrou que uma nutrição adequada é um fator importante para a melhoria da saúde oral total do paciente; delineou procedimentos para aconselhar os pais. Isto é especialmente pertinente no caso da criança deficiente, porque muitas vezes é difícil para os pais conseguirem uma remoção mecânica completa da placa bacteriana. A melhoria da higiene oral e a restrição de hidratos de carbono fermentáveis produzem geralmente resultados notáveis.[42]

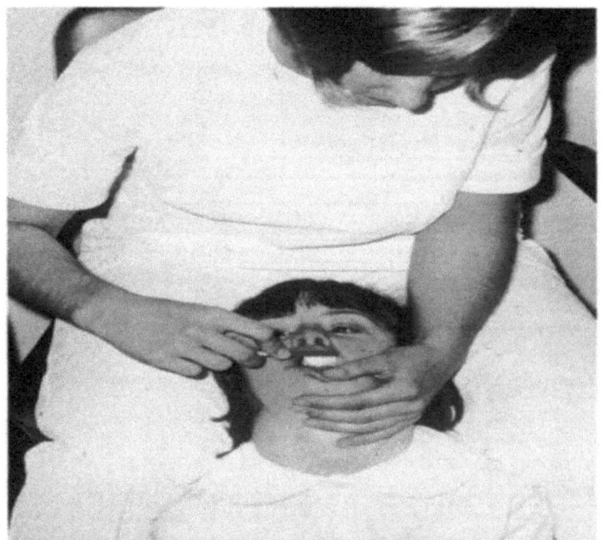

Fig 1 ■ Assistant shows how parent can sit in chair with knees supporting child's shoulders.

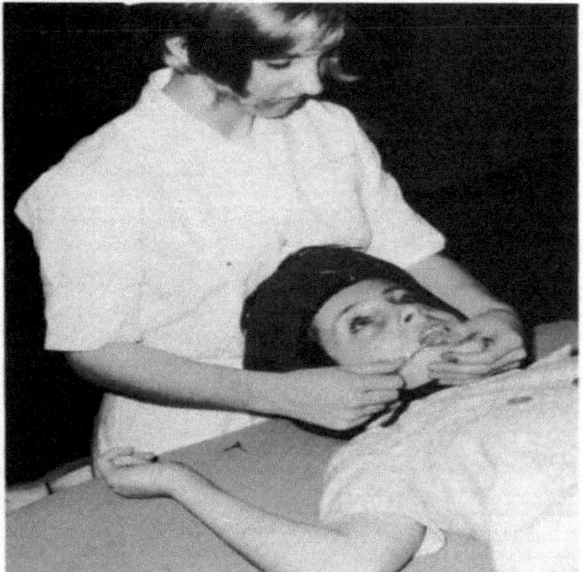

Fig 2 ■ Child supine on bed. Parent can kneel near top of child's head as shown.

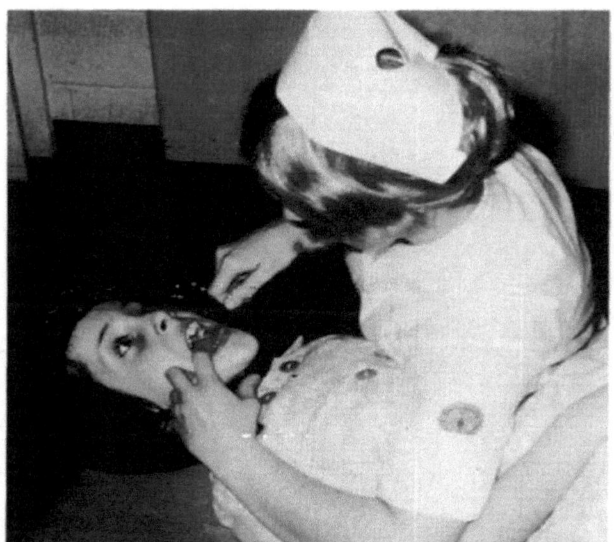

Fig 3 ■ Child supine on bed. Assistant shows how parent can lean across child's body to restrain possible uncontrolled arm movements.

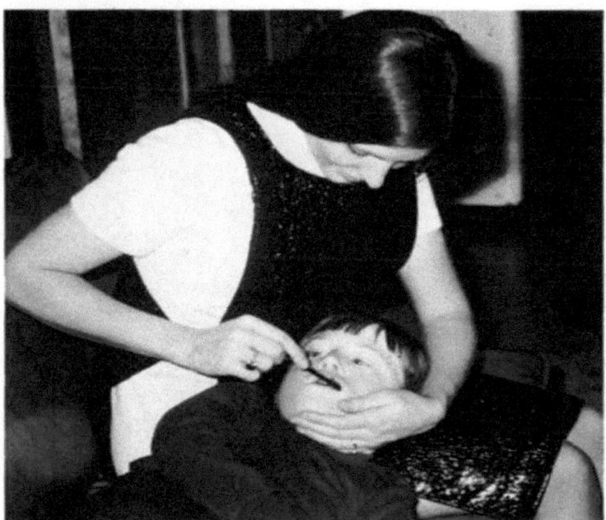

Fig 4 ■ Child positioned on couch with head on assistant's lap.

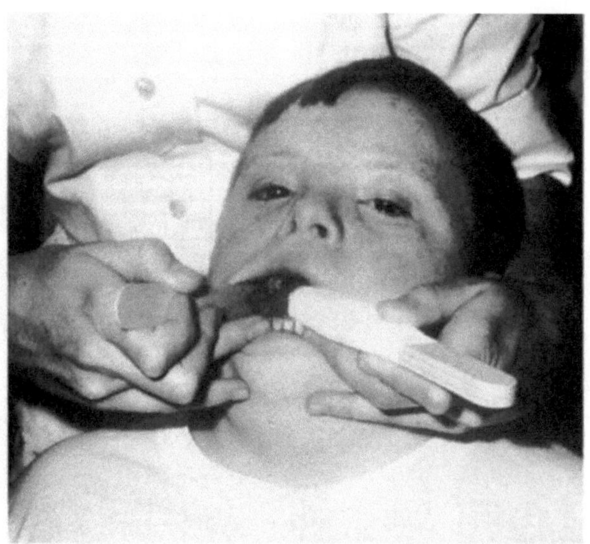

Fig 5 ■ Tongue blade used to gain access and mouth prop inserted between teeth to maintain visibility.

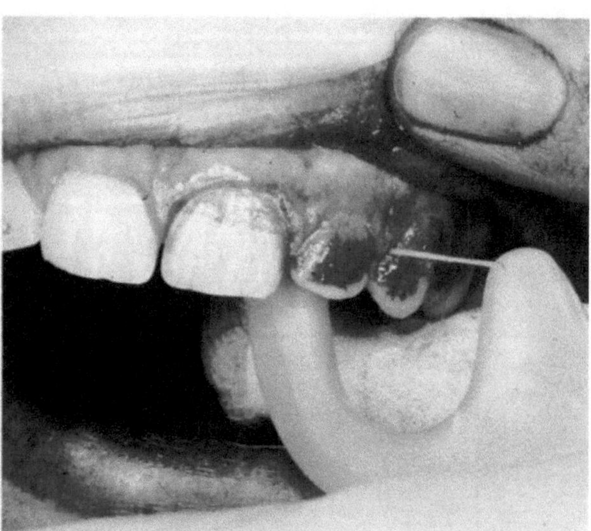

Fig 6 ■ Flossing instrument being passed vertically between maxillary teeth.

A placa bacteriana na etiologia das doenças periodontais

Agentes patogénicos periodontais associados à saúde

Uma gengiva saudável tem sido associada a uma composição de placa supragengival muito simples: poucas (1-20) camadas de cocos predominantemente gram-positivos (Streptococcus spp: Streptococcus mutans, Streptococcus mitis, Streptococcus sanguinis, Streptococcus oralis; Staphilococcus epidermidis), seguidos por alguns bastonetes e filamentos gram-positivos (actinomyces spp: Actinomyces viscosus, Actinomyces israelis, Actinomyces gerencseriae; corynebacterium spp.) e muito poucos cocos gram-negativos (Veillonella parvula; neisseria spp.). Estas últimas são bactérias aeróbias ou aeróbias facultativas, capazes de aderir às superfícies duras não esfoliantes; a adesão inicial é promovida pela energia livre da superfície, rugosidade e hidrofilia, e é mediada por forças de longo e curto alcance (Sbordone e Bortolaia 2003). Em indivíduos mais velhos, a microbiota de locais saudáveis, sem história prévia de gengivite, mostrou uma predominância de espécies gram-negativas, incluindo Fusobacterium nucleatum, Porphyromonas gingivalis, Prevotella intermedia, Campylobacterrectus, Eikenella corrodens, leptotrichia e selenomonas sp. 5[4]

Agentes patogénicos periodontais associados à gengivite

A formação da placa bacteriana aumenta durante a inflamação da margem gengival. Aumenta tanto em termos de espessura como de área de superfície dentária coberta. Os mecanismos subjacentes a esta observação não são, no entanto, totalmente compreendidos. Foi sugerido que o aumento do fluido crevicular gengival durante a inflamação aumenta o fornecimento de nutrientes para as bactérias formadoras de placa e que o edema inflamatório da margem gengival constitui um abrigo anatómico para o crescimento da placa. Outra explicação poderia ser o aumento da quantidade de proteínas plasmáticas na película, que pode afetar a composição bacteriana da placa dentária. Isso é consistente com os achados de mais espécies gram-negativas, bem como bastonetes e organismos filamentosos, nas superfícies dentárias próximas a uma margem gengival inflamada em comparação com uma saudável.

A gengivite clínica está associada ao desenvolvimento de uma placa dentária mais organizada. Estes biofilmes são caracterizados por várias camadas de células (100-300), com estratificação bacteriana

A gengivite é uma doença degenerativa, organizada pelo metabolismo e aerotolerância; para além dos cocos gram-positivos, bastonetes e filamentos associados a gengivas saudáveis, o número de cocos gram-negativos, bastonetes e filamentos aumenta e surgem bactérias anaeróbias (Fusobacterium nucleatum, Campylobacter gracilis, Tannerella forsythia, capnocytophagaspp.). As formas graves de gengivite têm sido associadas à ocorrência subgengival do asacarolítico de pigmentação negra Porphyromonas gingivalis. Na gengivite da gravidez, foi observada uma associação entre níveis elevados de Prevotella intermedia e elevações nos níveis sistémicos de estradiol e progesterona. Estudos microbianos na gengivite ulcerativa necrosante aguda (GANU) indicam níveis elevados de Prevotella intermedia e espiroquetas relacionadas com Treponema pallidum. Verifica-se que as espiroquetas penetram no tecido necrótico, bem como no tecido conjuntivo aparentemente não afetado.[46]

Agentes patogénicos periodontais associados à periodontite

O papel etiológico das bactérias na doença periodontal está claramente estabelecido. De acordo com a hipótese da placa inespecífica, parece que diferentes combinações de bactérias indígenas, em vez de apenas uma única espécie, podem produzir o potencial patogénico necessário para causar a progressão da gengivite para a periodontite destrutiva. Estudos microbiológicos revelaram que algumas das infecções nas bolsas periodontais são multibacterianas. Por outro lado, de acordo com a hipótese da placa bacteriana específica, uma ou várias espécies bacterianas causam o início e a progressão da doença periodontal destrutiva. No entanto, verifica-se que não só um aumento da carga microbiana total (105-108 microrganismos), mas também, com grande probabilidade, certas espécies, como Aggregatibacter actinomycetemcomitans, Porphyromonas gingivalis, Prevotella intermedia e Treponema denticola, são também agentes etiológicos importantes na doença periodontal destrutiva. Aggregatibacter actinomycetemcomitans e Porphyromonas gingivalis preenchem, pelo menos parcialmente, os critérios de Koch modificados para definir um agente patogénico periodontal.[45]

A acumulação de placa bacteriana leva à gengivite, mas a passagem para a periodontite depende tanto de factores do hospedeiro como da seleção de bactérias virulentas. A periodontite não é uma doença única, mas sim um conjunto de patologias com padrões e sintomas semelhantes. Embora tenham sido propostas muitas classificações, durante o Workshop Internacional de 1999 para a Classificação das Doenças e Condições Periodontais, os termos anteriormente aceites "periodontite de início precoce" e "periodontite do adulto" foram substituídos por "periodontite agressiva" e "periodontite crónica". Assim, a idade e as caraterísticas microbiológicas já não representam os principais critérios de classificação, mas sim o comportamento clínico e os resultados laboratoriais que são utilizados para distinguir as duas formas. As caraterísticas comuns das formas localizadas e generalizadas da Periodontite Agressiva são:

- Pacientes saudáveis, exceto no caso da presença de periodontite.
- Perda rápida de aderência e destruição óssea.
- Agregação familiar.
- As caraterísticas secundárias que estão geralmente, mas não

universalmente, presentes são:

- Quantidades de depósitos microbianos inconsistentes com a gravidade da destruição dos tecidos periodontais.
- Proporções elevadas de Aggregatibacter actinomycetemcomitans e, em algumas populações, Porphyromonas gingivalis.
- Anomalias dos fagócitos.
- Fenótipo de macrófago hiper-responsivo, incluindo níveis elevados de

PGE2 e IL-1b.

- A progressão da perda de aderência e da perda óssea pode ser auto-

restritiva. 6[4]

Geralmente, o termo "periodontite crónica" substitui o termo "periodontite do adulto". A periodontite crónica é definida como uma doença infecciosa que resulta em inflamação dos tecidos de suporte dos dentes, fixação progressiva e perda óssea. Caracteriza-se pela formação de bolsas e/ou recessão gengival. É reconhecida como a forma mais frequente de periodontite. O seu início pode ocorrer em qualquer idade, mas é mais comum em adultos. A prevalência e a gravidade da doença aumentam com a idade. Pode afetar um número variável de dentes e tem taxas de progressão variáveis. A microbiota da periodontite crónica ligeira em adultos e adolescentes tem sido associada a

Porphyromonas gingivalis e Tannerella forsythia, utilizando métodos rápidos de imunofluorescência e de sonda de ADN. Num estudo longitudinal para detetar a progressão de uma periodontite ligeira, uma combinação de cultura anaeróbia e ensaios de hibridação de ADN associou a Tannerella forsythia, Campylobacter rectus, Selenomonas noxia e Prevotella intermedia à periodontite crónica ligeira progressiva interproximal (ini-cial), em comparação com a saúde ou a gengivite.

As principais espécies associadas à periodontite crónica moderada e avançada do adulto foram originalmente detectadas utilizando métodos baseados em cultura e incluem Porphyromonas gingivalis, Prevotella intermedia, Tannerella forsythia, Treponema denticola e Aggregatibacter actinomycetemcomitans. Mais recentemente, a gama de espécies bacterianas detectadas na periodontite expandiu-se na sequência da utilização de técnicas moleculares não culturais e incluiu outras espécies associadas à periodontite: Filifactor alocis, Porphyromonas endodontalis, Eubacterium saphenum, Eubacterium nodatum, para além de filotipos ainda não cultivados. 8[3]

A composição da população bacteriana na fase ativa e destrutiva difere ligeiramente da que se verifica durante o período de remissão, reforçando a teoria da elevada especificidade da placa bacteriana patogénica; uma preponderância de Tannerella forsythia, Porphyromonas gingivalis, Treponema denticola, Campylobacter rectus, Prevotella intermedia está associada a um aumento da profundidade de sondagem e a hemorragia à sondagem.[45] **Agentes patogénicos periodontais associados à peri-implantite**

A peri-implantite, ou seja, a infeção marginal progressiva crónica, é definida como uma reação inflamatória que afecta os tecidos que rodeiam os implantes dentários osseointegrados, resultando na perda de osso de suporte. Também foi descrita como "uma infeção específica do local que apresenta muitas caraterísticas em comum com a periodontite crónica do adulto". A peri-implantite pode ser considerada a "irmã gémea" da periodontite, embora se devam ter claramente em conta algumas diferenças importantes entre os dentes naturais e os implantes dentários, sendo a mais importante o facto de os implantes não estarem rodeados por um ligamento periodontal e, por conseguinte, apresentarem uma biomecânica e um recrutamento de células defensivas diferentes.

Há mais factores que podem estar associados a falhas biológicas de implantes orais: estado médico do doente, tabagismo, qualidade óssea, enxerto ósseo, terapia de irradiação, parafunções, experiência do operador, grau de trauma cirúrgico, contaminação bacteriana, falta de antibióticos pré-operatórios, carga imediata, procedimento não submerso, número de implantes que suportam uma prótese, caraterísticas da superfície do implante e design.

A colonização do sulco do implante é diferente em pacientes parcialmente edêntulos em comparação com pacientes totalmente edêntulos. A colonização bacteriana precoce das bolsas peri-implantares em indivíduos edêntulos é caracterizada por um aumento de estreptococos anaeróbios facultativos, enquanto os bastonetes anaeróbios estritos gram-negativos são normalmente isolados com pouca frequência e em baixas proporções. Os resultados a longo prazo sobre a colonização da área peri-implantar mostraram uma diminuição nas proporções de estreptococos facultativos e um aumento na percentagem de bastonetes facultativos gram-positivos e bastonetes anaeróbios estritos gram-negativos, por exemplo, fusobacterium spp. e prevotella spp. A infeção peri-implantar em indivíduos edêntulos está associada a bactérias que são encontradas na periodontite do adulto, no entanto, com exceção de Porphyromonas gingivalis e Aggregatibacter actinomycetemcomitans. Em contraste com os pacientes totalmente edêntulos, a colonização das bolsas peri-implantares em pacientes parcialmente edêntulos é caracterizada pelo rápido aparecimento de espiroquetas. As amostras de indivíduos parcialmente desdentados também continham mais anaeróbios gram-negativos de pigmentação negra do que as amostras de indivíduos totalmente desdentados.[47]

Foi sugerido um período de espera de pelo menos um mês após a extração para permitir a eliminação de Aggregatibacter actinomycetemcomitans e Porphyromonas gingivalis do alvéolo de extração. Aplicam-se as mesmas regras quando são efectuados procedimentos de Regeneração Tecidular Guiada (RTG) e Regeneração Óssea Guiada (ROG): a exposição da membrana e a colonização bacteriana prejudicam o resultado em termos de regeneração tecidular. A exposição é mais provável em pacientes que apresentam periodontite, peri-implantite ou bolsas profundas residuais: o menor grau de fixação e ganho ósseo ocorre quando Porphyromonas gingivalis, actinomycetemcomitans, Prevotellaintermedia, são detectados nas barreiras infectadas. Pode concluir-se que os procedimentos de implantes e de GTR/GBR obtêm os melhores resultados nos indivíduos que cumprem as rotinas domésticas de controlo da placa bacteriana e os horários dos protocolos de manutenção.[46]

Gengivite na gravidez:

Durante mais de 100 anos, a condição gengival das mulheres grávidas foi considerada como uma condição separada da gengivite simples. Mesmo durante o século XIX, quando as hormonas e a sua importância fisiológica eram largamente desconhecidas, as observações clínicas sugeriam que a gravidez afectava de alguma forma a saúde gengival. Desde então, a compreensão dos mecanismos prováveis para a gengivite pronunciada experimentada por algumas mulheres durante a gravidez tem-se expandido. A gengivite da gravidez foi definida como uma inflamação gengival iniciada pela placa bacteriana e exacerbada por hormonas esteróides sexuais endógenas; está incluída na classificação de doenças periodontais da Associação Americana de Periodontologia como uma "doença gengival induzida pela placa bacteriana e modificada por factores sistémicos".

Apesar do reconhecimento generalizado da gengivite na gravidez como uma doença de pleno direito, a gengivite durante a gravidez não é clínica e histologicamente diferente da gengivite numa pessoa não grávida. As caraterísticas clínicas da gengivite são idênticas: gengivas com um aspeto liso ou brilhante, que sangram rapidamente e têm margens vermelhas, inchadas e espessadas. Como a gengivite é causada pela placa bacteriana, pode não haver diferenças visíveis na saúde gengival entre mulheres grávidas e não grávidas que mantêm um controlo muito bom da placa bacteriana. Na presença de placa bacteriana, a inflamação gengival será maior durante a gravidez, apesar de existirem quantidades semelhantes de biofilme. Existe uma grande variação (30-100%) na prevalência registada de gengivite na gravidez. Estas estimativas baseiam-se em estudos que utilizam o método subjetivo do exame visual para o diagnóstico, e que não têm consistência na definição de gengivite. Recentemente, usando o sangramento à sondagem (um método mais padronizado para diagnosticar a inflamação gengival), foram relatadas taxas de prevalência no limite superior do intervalo. Numa amostra de 344 mulheres grávidas brasileiras, quase todas (97,9%) tinham gengivite, com ou sem doença periodontal destrutiva, enquanto 86,2% de 94 mulheres grávidas tailandesas apresentavam gengivite. Estudos longitudinais observaram um aumento da inflamação gengival à medida que a gravidez avança. Não é claro se a inflamação atinge o seu pico durante o segundo ou terceiro trimestre, mas é consistentemente registada uma redução da inflamação gengival após o parto.[45]

Para investigar corretamente os efeitos da gravidez no periodonto, seria necessário ter em conta a inflamação periodontal pré-existente e a placa dentária. Até à data, não foi realizado nenhum estudo desta natureza. De facto, muitos estudos não informaram sobre o estado periodontal de base dos seus participantes. Para ultrapassar esta limitação, os estudos selecionaram apenas mulheres periodontalmente saudáveis, mulheres sem periodontite ou excluíram mulheres que tinham recebido tratamento periodontal no passado. Como resultado, muito poucos estudos exploraram adequadamente os efeitos da gravidez na periodontite.[49]

Doença periodontal e gravidez

Um estudo de série de casos sobre a saúde periodontal durante a gravidez (N = 903) concluiu que a maior perda de inserção pode representar uma infeção periodontal ativa acelerada pela gravidez. Três estudos subsequentes que utilizaram esses dados são normalmente citados como prova de que a progressão da periodontite pode ocorrer e ocorre durante a gravidez, especialmente entre aquelas com periodontite crónica antes de engravidar. O estudo chave de Lieff *et al.* tem de facto limitações que tornam difícil justificar a sua utilização como prova desta afirmação. A saúde periodontal foi relatada como alterações nas profundidades médias de sondagem em todos os locais medidos, mas a média das medições periodontais tende a mascarar as alterações e a "achatar" os resultados. A profundidade média de sondagem de 1,6 mm observada no momento da inscrição aumentou apenas 0,1 mm no acompanhamento, o que foi sugerido como sendo improvável de ter significado clínico. Com base nas alterações da profundidade média de sondagem, proporções semelhantes de participantes registaram melhorias e agravamentos da saúde periodontal (21,6% e 23,0%, respetivamente). Também não existia um grupo de comparação não grávido neste estudo, tornando difícil determinar se as diferenças observadas se deviam à gravidez.

O início e a progressão da doença periodontal podem ser detectados através do aumento das profundidades de sondagem durante a gravidez, devido ao inchaço gengival induzido pela inflamação e à redução da resistência à penetração da sonda. As alterações inflamatórias transitórias podem ser responsáveis por profundidades de sondagem mais elevadas sem qualquer rutura irreversível da ligação do tecido conjuntivo. O estudo de Lieff *et al.* não foi capaz de determinar se as alterações observadas eram irreversíveis porque o exame pós-parto foi concluído 48 horas após o parto.[45]

São necessários estudos com tempos de seguimento pós-parto mais longos para explorar os efeitos a longo prazo da gravidez e da paridade na saúde periodontal. Estes estudos variam consideravelmente em termos de conceção; muitos não incluíram um grupo de comparação não grávido; outros tinham um tamanho de amostra pequeno; alguns não relataram o estado periodontal de base; um não forneceu uma definição de caso para a periodontite; e um incluiu apenas participantes periodontalmente saudáveis. Mesmo assim, todos esses estudos relataram uma maior experiência de doença periodontal durante a gravidez, seguida de uma melhoria pós-parto. Isto indica efetivamente um consenso de que as alterações periodontais durante a gravidez são reversíveis, com os níveis de fixação a não serem afectados pela gravidez. Um retorno pós-parto à condição do tecido gengival anterior à gravidez pode ser esperado para a maioria das mulheres, embora ainda não esteja claro se a gravidez exacerba a progressão da doença entre as mulheres com doença periodontal destrutiva pré-existente.[46] **ANUG**

A etiologia exacta da ANUG não é conhecida, no entanto, acredita-se que seja uma infeção polimicrobiana, sendo os organismos implicados comensais normais da cavidade oral. No entanto, quando a resistência local da área gengival humana se torna reduzida, os organismos tornam-se patogénicos.Vincent e Plaut foram os primeiros a reconhecer a natureza de espiroqueta fusiforme da ANUG. Eles reconheceram a natureza fusiforme-espiroqueta desta doença em 1890. Vincent identificou microscopicamente a Borrelia vincentii (uma espiroqueta) e o Bacillus vincentii (um fusiforme) como patognomónicos da lesão. Este facto levou a que a lesão fosse anteriormente conhecida como doença de Vincent. Esta evidência do componente fusiforme-espiroqueta da doença foi reforçada por outras evidências de microscopia ótica e, mais tarde, através da avaliação por microscopia eletrónica. No entanto, o papel significativo destes organismos

tornou-se duvidosa, uma vez que estas formas bacterianas estavam presentes, sem exceção, noutras lesões inflamatórias orais, bem como na cavidade oral de indivíduos periodontalmente saudáveis. A sua ocorrência ubíqua, portanto, desqualificou-as como organismos de importância no diagnóstico da UANG. O papel exato destes micróbios fusiformes e espiroquetas também foi complicado pelos relatórios de MacDonald et al. que descobriram que as espiroquetas e os fusiformes não eram essenciais na produção de infecções em cobaias, mas mais tarde encontraram o Bacteroides melaninogenicus como o agente patogénico essencial na sua mistura de inoculação. Outro fator predisponente é a má higiene oral, embora se questione a contribuição relativa da má higiene oral para a causa desta lesão. Foi observado que nem todas as crianças com ANUG tinham uma higiene oral particularmente pobre. Schluger, que descreveu a GANU como uma doença da "sujidade", considera que um baixo nível de higiene oral é o fator que mais contribui para a GANU. No entanto, não afirma que a presença da doença é sempre o resultado da falta de higiene oral por parte do paciente, mas que a acumulação de placa bacteriana e de detritos ocorre devido ao desconforto com as práticas de higiene oral.[47]

Periodontite agressiva

Uma vez que a placa bacteriana é o principal responsável pela Periodontite, iremos discutir o facto de as bactérias serem um fator etiológico da Periodontite Agressiva (PA). Os organismos Gram negativos constituíam aproximadamente dois terços dos isolados das bolsas periodontais profundas dos indivíduos que sofriam de AG. Mas estes organismos representavam em média apenas cerca de um terço dos isolados em locais de controlo com gengiva normal. As bactérias de interesse eram A. actinomycetemcomitans, Capnocytophaga spp., Eikenella corrodens, organismos sacarolíticos do tipo Bacteroides, atualmente classificados como Prevotella spp. e bastonetes anaeróbios móveis, atualmente designados por Campylobacter rectus. Isolados Gram-positivos, tais como estreptococos, actinomicetos e peptostreptococos. Capnocytophaga spp. e Prevotella spp. também foram vistos como os membros mais proeminentes da microbiota subgengival de lesões de periodontite na dentição primária. Os padrões microbianos observados nas lesões periodontais da dentição decídua eram mais complexos do que os encontrados em pacientes com LAP.

A. actinomycetemcomitans (Aa) ganhou mais importância devido a

1. Aa foi observada como sendo menos frequente em indivíduos periodontalmente saudáveis.
2. O Aa produziu leucotoxina, que foi capaz de se translocar através das membranas epiteliais, e pode induzir doença em animais experimentais e em locais não orais.
3. Níveis elevados de anticorpos séricos contra Aa foram observados nesses indivíduos. Além disso, produzem anticorpos localmente contra este organismo nos locais de doença.
4. A carga subgengival de Aa não pôde ser reduzida após o tratamento.[30] Por conseguinte, evitar a exposição a este organismo torna-se uma questão relevante na prevenção e

a eliminação de A. actinomycetemcomitans pode ser um objetivo de tratamento válido. No entanto, também pode ser transmitida de uma pessoa para outra, como de mãe para filho ou entre cônjuges.

Existem estudos que demonstram que nem todos os seres humanos são igualmente susceptíveis e/ou que existe uma variação na virulência e no potencial patogénico. A virulência de A. actinomycetemcomitans é variável, provando a existência de pelo menos uma subpopulação particularmente virulenta de A. actinomycetemcomitans. Existem cinco serótipos de Aa, nomeadamente a, b, c, d, e. Verificou-se que cada serótipo está presente em diferentes populações a nível mundial.[48]

Todas as bactérias Gram-negativas são envolvidas por duas membranas e a externa é rica em endotoxina. Esta tem uma parte lipídica e uma parte polissacárida, pelo que é frequentemente designada por lipopolissacárido

(LPS). O LPS é libertado quando as células bacterianas morrem ou se multiplicam. A. actinomycetemcomitans segrega vesículas membranares que podem servir como veículos de transporte para espalhar endotoxinas e substâncias patogénicas produzidas pela bactéria. Os LPS activam as células hospedeiras, os macrófagos, segregando assim mediadores inflamatórios como as prostaglandinas, a IL-1 β e o fator de necrose tumoral alfa (TNF-α). Além disso, o Aa é imunossupressor, colagenolítico e inibe a quimiotaxia dos neutrófilos. A leucotoxina destrói PMNs e macrófagos. Verificou-se que a leucotoxina é altamente produzida pelo serótipo b (atualmente conhecido como clone JP2), que foi observado na descendência africana. A.

actinomycetemcomitans é considerado um agente patogénico oportunista ou uma espécie bacteriana comensal no seu conjunto. No entanto, pelo menos uma subpopulação distinta, o clone JP2, apresenta verdadeiramente as propriedades de um agente patogénico em pelo menos um grupo de humanos de ascendência norte e oeste africana. Os organismos associados a LAP e GAP são P. gingivalis, Tannerella forsythia e A. actinomycetemcomitans. O P. gingivalis produz colagenases e proteases, endotoxina e ácidos gordos. Foi demonstrada uma elevada resposta imunitária local e sistémica contra P. gingivalis em doentes com PAG.[49]

Revisão da literatura

1. **Per axelson et al, em 1974,** efectuaram um estudo sobre o efeito do programa preventivo na placa dentária em 192 indivíduos. Os resultados após 1 e 2 anos de experiência indicam que as crianças do grupo de teste tinham índices de placa baixos (~0,3), enquanto o grupo de controlo apresentava índices de placa de (~1,0). O autor concluiu que a manutenção de um elevado padrão de higiene oral combinado com aplicações repetidas de monofluorofosfato de sódio inibe a formação de placa bacteriana e o desenvolvimento de cáries dentárias nas crianças.[51]
2. **A. J. Formicola et al, em 1978,** realizaram um estudo sobre o efeito de um elixir bucal de alexidina no controlo da placa bacteriana em 42 indivíduos. Os autores concluíram que o colutório de alexidina reduziu significativamente o índice de placa bacteriana quando utilizado em conjunto com a escovagem dos dentes e também quando a escovagem foi interrompida, devido à sua natureza perturbadora dos biofilmes maduros e à redução da adesão bacteriana.[52]
3. **J.R.Francis et al, em 1986**, efectuaram um estudo sobre a comparação de três métodos de administração de clorexidina em crianças deficientes, em 49 indivíduos. Os resultados mostraram que o gel era significativamente mais eficaz do que o colutório ou o spray. Os autores concluíram que o gel era significativamente mais eficaz do que o elixir bucal ou o spray porque o gel seria consistente com uma cobertura muito maior de todos os dentes e a dosagem total de clorexidina era maior com o gel do que com o elixir bucal ou o spray.[53]

4. **Gibson MT et al, em 1987,** efectuaram um estudo sobre a avaliação da remoção da placa bacteriana com uma escova de dentes de cabeça dupla em 44 indivíduos. Os resultados mostraram que a escova de cabeça dupla foi significativamente mais eficaz na remoção da placa bacteriana do que uma escova convencional. Os autores concluíram que a escova de cabeça dupla foi mais eficaz na remoção da placa bacteriana do que a escova convencional devido à sua flexibilidade, relativamente acessível à área dos molares inferiores, o que ajuda a uma melhor remoção da placa bacteriana das superfícies linguais.[54]
5. **Chikte um et al, em 1990,** efectuaram um estudo sobre a avaliação de sprays de fluoreto estanoso e de clorexidina na placa bacteriana e na gengivite em 52 crianças deficientes. Os resultados mostraram que foram observadas alterações significativas nas espiroquetas apenas na parte anterior com a utilização de fluoreto estanoso, ao passo que foram observadas alterações significativas nas partes anterior e posterior com a utilização de clorexidina. Os autores concluíram que foram observadas reduções significativas nas pontuações do índice de placa com o spray de clorexidina devido à sua propriedade antimicrobiana.[55]
6. **Jasim M.Aibandar et al, em 1994,** realizaram um estudo sobre a eficácia de dois programas preventivos no controlo da placa bacteriana e na prevenção da inflamação gengival em adolescentes, em 227 indivíduos. Os resultados mostraram que as crianças com maiores índices de placa bacteriana e gengivite antes do programa apresentaram resultados menos favoráveis, as raparigas

apresentaram melhores resultados do que os rapazes. O autor concluiu que é possível manter uma higiene oral e uma saúde gengival satisfatórias nos adolescentes durante um longo período de tempo, utilizando uma formação abrangente e esforços de acompanhamento.[56]

7. **Claydon N et al, em 1996,** efectuaram um estudo de 6 meses de utilização em casa de elixires bucais com delmopinol a 0,1% e 0,2% em 450 indivíduos que foram divididos em 3 grupos de 150 indivíduos cada. Os resultados mostraram que todos os grupos apresentaram melhorias consideráveis com algumas diferenças significativas a favor do delmopinol a 0,2% para a gengivite, mais particularmente para o controlo da placa bacteriana. Os autores concluíram que o bochechos com delmopinol a 0,2% proporcionou benefícios adjuvantes no controlo da placa bacteriana devido à sua modesta ação antimicrobiana.[57]

8. **Smith AJ e outros, em 1996,** realizaram um estudo sobre a eficácia da pastilha elástica no controlo da placa bacteriana e da gengivite em 151 indivíduos. Os resultados mostraram que os valores de placa bacteriana e de sangramento foram significativamente mais baixos no grupo da pastilha de clorexidina. Os autores concluíram que a goma de mascar de clorexidina utilizada com a limpeza normal dos dentes proporciona benefícios semelhantes aos do enxaguamento com clorexidina a 0,2%. A coloração medida pela extensão também foi menor com a goma de clorexidina do que com o enxaguamento. A goma de mascar tem potencial para distribuir a clorexidina por toda a boca, sendo evidente o contacto íntimo com certos dentes e certas superfícies dentárias.[58]

9. **Simran R.Parwani et al, em 2003,** efectuaram um estudo sobre a eficácia antiplaca de colutórios à base de plantas e de gluconato de clorexidina a 0,2% em 90 indivíduos. Os resultados mostraram que as pontuações mais baixas do índice de placa pós-enxaguamento foram demonstradas com o elixir bucal de gluconato de clorexidina a 0,2%. Os autores concluíram que o elixir bucal com gluconato de clorexidina a 0,2% continua a ser o melhor agente antiplaca devido à sua ação inibidora da placa bacteriana.[59]

10. **Van strydonck DAC et al, em 2004,** efectuaram um estudo sobre a eficácia de um elixir bucal de clorexidina utilizado em combinação com a escovagem dos dentes e um dentífrico em 22 indivíduos. Os resultados mostraram que o índice global de placa bacteriana para os regimes 1, 2, 3 e 4 foi de 1,8, 1,8, 1,9 e 1,9. Não houve diferença significativa na acumulação de placa bacteriana entre os 4 regimes. Os autores concluíram que a eficácia antiplaca do enxaguamento bucal com clorexidina a 0,2% antes da escovagem não parece ser reduzida sob a influência da escovagem dos dentes com um dentífrico devido à sua ação inibidora da placa bacteriana.[60]

11. **M. Cem Dogan et al, em 2004,** realizaram um estudo sobre a avaliação da capacidade de remoção da placa bacteriana de 3 escovas de dentes diferentes num grupo de 45 indivíduos com deficiência mental. Os resultados mostraram que a escova de dentes eléctrica é mais eficaz na remoção da placa bacteriana em crianças com deficiência mental. Os autores concluíram que a escova de dentes eléctrica é mais eficaz na remoção da placa bacteriana em crianças com deficiência mental porque ajuda a guiar a cabeça para todas as superfícies

acessíveis dos dentes e proporciona a ação mecânica adequada para permitir que os filamentos removam os depósitos.[61]

12. **Fatma yesim Bozkurt et al, em 2004**, efectuaram um estudo sobre a comparação de várias estratégias de higiene oral em 59 indivíduos com deficiência neuromuscular. Os resultados mostraram que as comparações intragrupo das pontuações pré e pós-aplicação em todos os grupos foram significativamente diferentes. Os autores concluíram que todas as estratégias de higiene oral reduziram a placa bacteriana e a inflamação gengival. Os resultados do nosso estudo sugeriram que a escova de dentes eléctrica poderia ser mais recomendável para pessoas com deficiência neuromuscular nestas estratégias, devido ao seu design e facilidade de acesso à região posterior da cavidade oral.[62]
13. **Giuseppe Pizzo et al, em 2006,** efectuaram um estudo sobre o efeito da utilização de palitos de mastigação com erro na placa dentária e na gengivite em 20 indivíduos. Os resultados mostraram que as pontuações do índice gengival, do índice de placa e do sangramento à sondagem tinham melhorado significativamente, mas o grupo que utilizou escova de dentes mais palitos de mastigação com erro teve melhorias significativas. Os autores concluíram que a higiene oral e a saúde gengival podem ser melhoradas complementando os sticks de mascar mistake com a escovagem dos dentes devido às suas propriedades antibacterianas e anti-inflamatórias.[63]
14. **Em 2007, Hugoson A et al** realizaram um estudo sobre o efeito de três programas diferentes de prevenção da saúde dentária em 400 indivíduos. Os

resultados mostraram que todos os programas resultaram numa diminuição dos índices de placa bacteriana e dos índices gengivais. A maior diminuição foi encontrada no grupo que foi acompanhado a cada 2 meses. Os autores concluíram que a maior melhoria foi encontrada no grupo que visitou o dentista para informação individual e instrução sobre higiene oral de 2 em 2 meses, porque o encontro pessoal, a repetição regular, os controlos do estado dentário individual e, se necessário, a reconstrução da higiene oral pareciam ser de grande importância para ajudar o doente a manter um elevado padrão de limpeza oral.[64]

15. **Ricardo Palmier Teles et al, em 2008,** realizaram um estudo sobre os agentes antimicrobianos utilizados no controlo de 124 indivíduos. Os resultados mostraram que os dentifrícios contendo triclosan/copolímero reduziram as proporções de bactérias vitais na placa bacteriana por até 24 horas. Os autores concluíram que a utilização de agentes químicos pode ajudar a reduzir a acumulação de biofilmes nos tecidos moles da cavidade oral, retardando potencialmente a acumulação de placa bacteriana nos dentes, uma vez que, nas suas concentrações bactericidas, provocam a desorganização da membrana bacteriana, levando à fuga do conteúdo celular.[65]

16. **Giuseppe pizzo et al, em 2008,** efectuaram um estudo sobre os efeitos do óleo essencial e do bochechos com fluoreto de amina / fluoreto estanoso no recrescimento da placa supragengival em 15 indivíduos. Os resultados mostraram que o fluoreto de amina e o enxaguamento com óleo essencial apresentaram uma inibição significativa do recrescimento da placa bacteriana

em comparação com a solução salina. Os autores concluíram que os bochechos com fluoreto de amina / fluoreto estanoso exerceram uma inibição eficaz e semelhante da placa bacteriana. Sugeriram que ambos os enxaguamentos podem representar alternativas eficazes ao enxaguamento com clorexidina como adjuvantes da higiene oral, uma vez que têm propriedades antimicrobianas e apresentam menos efeitos secundários.[66]

17. **Teitelbaum et al, em 2009,** realizaram um estudo sobre a avaliação do controlo mecânico e químico do biofilme dentário em 40 crianças com síndrome de downs. Os resultados mostraram que os dentífricos contendo agente revelador de placa produziram uma maior redução no índice final de placa. Os autores concluíram que a combinação de fármacos no dentifrício pode ser útil no controlo do biofilme dentário e na redução do sangramento gengival, uma vez que muitos pacientes com síndrome de down, para além de serem incapazes de operar, não têm destreza manual para escovar os dentes, pelo que a utilização de agentes químicos e antimicrobianos auxiliares no controlo da placa bacteriana é útil.[67]

18. **PF Waghmare et al, em 2011,** realizaram um estudo sobre a avaliação comparativa dos colutórios de curcuma e gluconato de clorexidina na prevenção da formação de placa bacteriana em 100 indivíduos. Os resultados mostraram uma redução significativa do índice médio de placa bacteriana com o elixir bucal de gluconato de clorexidina quando comparado com o elixir bucal de curcuma. Os autores concluíram que o gluconato de clorexidina e os colutórios de curcuma podem ser utilizados eficazmente como adjuvantes dos

métodos mecânicos de controlo da placa bacteriana, mas a clorexidina revelou-se eficaz devido à sua propriedade antiplaca. [68]

19. **Pradeep S. Tangade et al, em 2013,** efectuaram um estudo sobre a eficácia da remoção da placa bacteriana da escova de dentes em relação à abertura das cerdas em 36 indivíduos. Os resultados mostraram que, à medida que o alargamento da escova de dentes aumentava, os valores da placa bacteriana também aumentavam. Os autores concluíram que se verificou um aumento progressivo nos valores da placa bacteriana com o aumento da abertura das cerdas da escova de dentes, uma vez que esta perde a sua eficácia com o uso.[69]
20. **Costa x et al, em 2013,** realizaram um estudo sobre a eficácia do cloreto de cetilpiridínio a 0,07% no controlo da placa bacteriana e da gengivite em 67 indivíduos. Os resultados mostraram que o sangramento médio à sondagem marginal e a placa bacteriana foram menores no grupo teste. Os autores concluíram que o cloreto de cetilpiridínio elevado a 0,07%, utilizado três vezes por dia como adjuvante da limpeza mecânica dos dentes, previne a acumulação de placa bacteriana e a inflamação gengival devido à sua propriedade antimicrobiana.[70]
21. **B. Meena Priya et al, em 2014,** efectuaram um estudo sobre a eficácia dos elixires bucais com clorexidina e chá verde no tratamento da gengivite induzida por placa dentária em 30 indivíduos. Os resultados mostraram que houve uma diminuição significativa do índice de placa, do índice gengival e do índice de sangramento em ambos os grupos. O autor concluiu que o chá verde é igualmente eficaz na redução da inflamação gengival e da placa bacteriana do

que a clorexidina, porque tem mais propriedades antioxidantes e antimicrobianas.[71]

22. **Nayara kellylyrioferraz et al, em 2014,** realizaram um estudo sobre o controlo mecânico do biofilme em crianças com paralisia cerebral em 40 indivíduos. Os resultados mostraram que o biofilme foi significativamente reduzido com os três métodos de escovagem. Os autores concluíram que a eficácia foi semelhante entre a escovagem manual e com a escova de dentes eléctrica ligada, enquanto ambos os métodos obtiveram melhores resultados em comparação com a escova de dentes eléctrica desligada.[72]

23. **Dadkhah M et al, em 2014,** efectuaram um estudo sobre os efeitos de um novo gel dentário na placa bacteriana e na gengivite em 25 indivíduos. Os resultados mostraram que, após 3 semanas, os 3 índices clínicos melhoraram significativamente em ambos os grupos. Os autores concluíram que a nova formulação de gel dentário proporcionou um controlo eficaz da placa bacteriana e reduziu a inflamação gengival porque rompe e impede a reacumulação de biofilme microbiano e inibe a inflamação mediada por metais.[73]

24. **Gulparradafshar et al, em 2015,** efectuaram um estudo sobre os efeitos do elixir bucal de chá verde contendo 1% de tanino na placa dentária e na gengivite em 40 indivíduos. Os resultados mostraram que não havia diferenças significativas entre o elixir bucal de chá verde contendo 1% de tanino e a clorexidina. O autor concluiu que o colutório de chá verde com tanino a 1% pode ser seguro e viável e considerado como uma boa alternativa à clorexidina

em situações contra-indicadas devido à sua atividade bacteriostática e bactericida.[74]

25. **Rahul Mishra et em 2015** realizaram um estudo sobre o potencial antimicrobiano e inibidor da placa bacteriana de enxaguamentos orais à base de plantas e probióticos em 60 indivíduos. Os resultados mostraram que a alteração no índice médio de placa nos grupos A, B e C foi de 0,28, 1,37 e 0,4, respetivamente. Os autores concluíram que o enxaguamento à base de plantas se revelou igualmente eficaz do que o clorexidinadigluconato a 0,2% na redução da acumulação de placa bacteriana.[75]

26. **José Carlos Elias et al em 2015** realizaram um estudo sobre a eficácia de antissépticos bucais sobre o biofilme dental em 50 indivíduos. Os resultados mostraram que houve uma redução significativa no índice de placa durante o período de avaliação. A redução do índice de placa ao final de 21 dias foi em ordem decrescente clorexidina>óleo essencial>cloreto de cetilpiridínio > triclosan >hamamelis Virginian. Os autores concluíram que o elixir bucal contendo o ingrediente ativo clorexidina foi o mais eficaz, seguido do óleo essencial, clorexidina H. Virgiana, porque a clorexidina tem um elevado nível de ação antibacteriana, antiviral e antifúngica, bem como uma elevada substantividade. [76]

27. **B Kurtz et al, em 2016,** realizaram um estudo sobre a comparação da eficácia da remoção da placa bacteriana de uma escova de dentes eléctrica rotativa oscilante com uma escova de dentes manual em 95 indivíduos. Os resultados mostraram que foi observada uma redução significativa da placa bacteriana na

escova rotativa oscilante. O autor concluiu que a escova de dentes eléctrica removeu significativamente mais placa bacteriana após uma única escovagem do que a escova de dentes manual padrão devido ao seu design.[77]

28. **Meena syed et al, em 2016,** realizaram um estudo sobre a avaliação comparativa de colutórios com clorexidina a 0,2%, goma de mascar com xilitol e combinação de colutórios com clorexidina a 0,2% e goma de mascar com xilitol no biofilme em 60 indivíduos. Os resultados mostraram que o grupo do xilitol e da clorexidina registou a redução máxima do biofilme. Os autores concluíram que a combinação de xilitol e clorexidina reduziu melhor o biofilme do que as gomas de mascar com xilitol ou o elixir bucal com clorexidina utilizados isoladamente, uma vez que prejudicam a glicólise e a produção de trifosfato de adenosina, resultando na inibição do crescimento celular.[78]
29. **Shivjot chin et al, em 2016,** efectuaram um estudo sobre a avaliação comparativa da eficácia da aloevera e do gluconato de clorexidina a 0,2% na formação de placa em 90 indivíduos. Os resultados mostraram que ambos os grupos apresentaram reduções significativas na pontuação da placa e o uso de aloevera não foi associado a nenhum efeito colateral. Os autores concluíram que o elixir bucal de ale vera tem uma eficácia comparável à do agente antiplaca 0,2% gluconato de clorexidina devido às suas propriedades antimicrobianas.[79]
30. **Carlos Eduardo et al em 2016** realizaram um estudo sobre o efeito clínico de um colutório contendo anacardium Occidental no controlo da placa bacteriana e da gengivite em 30 indivíduos. Os resultados mostraram que houve uma

redução significativa na placa e gengivite no dia 30 em ambos os grupos, mas não foi observada diferença estatisticamente significativa entre eles. Os autores concluíram que o elixir bucal contendo 10% de annacardium occidental foi eficaz como agente anti placa e anti gengivite de forma semelhante à clorexidina a 0,12% devido ao seu potencial antinociceptivo, anti inflamatório e antimicrobiano.[80]

31. **Srinivas R.Myneni et al, em 2017,** efectuaram um estudo de 4 semanas sobre a eficácia do dentífrico com bicarbonato de sódio em comparação com o dentífrico com triclosan em 207 participantes. Os resultados mostraram que, mesmo com uma única escovagem com dentífrico contendo bicarbonato de sódio, houve uma redução do biofilme da placa em comparação com o dentífrico com triclosan. Os autores concluíram que houve uma redução de 16% na placa bacteriana em toda a boca e uma redução de 15% na placa bacteriana interproximal com o dentífrico com bicarbonato de sódio, em comparação com os dentífricos com triclosan, devido ao seu duplo mecanismo de ação, tanto mecânico como biológico.[81]
32. **Yiyuan sue et al, em 2017,** efectuaram um estudo sobre o efeito da pasta de dentes contendo arginina na placa dentária em 46 indivíduos. Os resultados mostraram que a disponibilidade de um dentífrico contendo arginina reduziu significativamente a produção de ácido lático em ambos os grupos. Os autores concluíram que os efeitos de uma pasta dentífrica com 8% de arginina na atividade metabólica da produção de ácido lático e na alteração da biomassa da placa dentária têm impactos benéficos, uma vez que neutralizam o excesso de

ácido, o que contribui para o aumento do pH através da produção de alcalino.[82]

33. **F.Graziani et al, em 2017,** efectuaram um estudo sobre a comparação de três métodos de administração de clorexidina em crianças deficientes em 49 indivíduos. Os resultados mostraram que o gel foi significativamente mais eficaz do que o elixir bucal ou o spray. Os autores concluíram que o gel era significativamente mais eficaz do que o colutório ou o spray porque o gel seria consistente com a cobertura muito maior de todos os dentes e a dosagem total de clorexidina era maior com o gel do que com o colutório ou o spray.[83]

34. **Saravana k kandaswamy et al, em 2018,** realizaram um estudo sobre a comparação da eficácia do probiótico, dos elixires à base de clorexidina e da terapia de extração de óleo na acumulação de placa bacteriana em crianças de 10-12 anos de 45 indivíduos. Os resultados mostraram que as comparações intragrupo para os escores do índice gengival e do índice de placa foram estatisticamente significativas nos três grupos. Os autores concluíram que o colutório probiótico, o colutório com clorexidina e o óleo de sésamo foram igualmente eficazes na redução da placa bacteriana e na melhoria do estado gengival das crianças.[84]

35. **Em 2018, A.V. Joshi et al** efectuaram um estudo sobre a eficácia da remoção da placa bacteriana com uma escova mastigável experimental em 60 indivíduos com idades compreendidas entre os 9 e os 13 anos. Os resultados mostraram que as pontuações de placa bacteriana de crianças selecionadas para ambos os grupos foram estatisticamente semelhantes. Os autores concluíram que a escova mastigável pode ser um adjuvante de higiene oral adequado para crianças em

idade escolar que passam uma quantidade considerável de tempo fora de casa, porque a escova mastigável contém xilitol, que causa supersaturação salivar, suprimindo assim a formação de macromoléculas, o que eleva o pH salivar e ajuda na remineralização.[85]

36. **Chandrashekhar Janakiraman et al, em 2018,** realizaram um estudo sobre a eficácia do controlo da placa bacteriana através de várias técnicas de escovagem dos dentes em 46 indivíduos. Os resultados mostraram que a técnica do baixo modificado proporcionou um controlo significativamente melhor da placa bacteriana em comparação com outras técnicas. Os autores concluíram que a técnica do baixo modificado foi mais eficaz devido à sua eficiente placa supragengival das superfícies linguais, o que não é o caso noutras técnicas de escovagem dentária.[86]

37. **Manish Khatri et al, em 2018**, realizaram um estudo sobre o efeito da irrigação oral supragengival como adjuvante da escovagem de dentes na acumulação de placa bacteriana em doentes crónicos e concluíram que a eficácia de ambas as escovas interdentais era semelhante, uma vez que a utilização de escovas interdentais é essencial para a remoção do biofilme em doentes durante a terapia periodontal inicial, independentemente do desenho da escova.[87]

38. **M Shilpa et al em 2019** realizaram um estudo sobre a eficácia de três tipos de métodos de controlo da placa bacteriana durante o tratamento ortodôntico fixo em 111 indivíduos. Os resultados mostraram que os níveis de placa tinham uma diferença altamente significativa entre 3 grupos para a escova de dentes manual

combinada com o grupo de enxaguatório bucal de clorexidina é o menos. Os autores concluíram que o grupo da escova de dentes manual combinada com colutório de clorexidina mostrou uma melhoria máxima, com índices de placa e índices gengivais significativamente mais baixos, devido à sua propriedade antimicrobiana.[88]

39. **Janelle freitasmonterio et al em 2019** realizaram um estudo sobre a pasta de dentes com triclosan como terapia adjuvante no controlo da placa bacteriana em crianças de famílias com periodontite em 30 indivíduos. Os resultados mostraram que o creme dental com triclosan reduziu o índice de placa e o índice gengival em ambos grupos. Os autores concluíram que a pasta de dentes com triclosan demonstrou ser mais eficaz do que a pasta de dentes com placebo no controlo da condição periodontal em crianças com pais com periodontite agressiva, reduzindo a hemorragia à sonda e a profundidade de sondagem devido à sua propriedade antimicrobiana e anti-inflamatória.[89]

40. **Gatemen Mazhari et al, em 2019,** efectuaram um estudo sobre o efeito da sequência de escovagem dos dentes e do uso do fio dental na redução da placa interdentária e na retenção de flúor em 25 indivíduos. Os resultados mostraram que o grupo de escovagem com fio dentário reduziu significativamente mais a placa interdentária e a placa total do que o grupo de escovagem com fio dentário. Os autores concluíram que o uso do fio dental seguido de escovagem é preferível à escovagem e depois ao uso do fio dental para reduzir a placa interdentária e aumentar a concentração de flúor na placa interdentária.[90]

41. **Noha rifacy et al, em 2019,** realizaram um estudo sobre o efeito da utilização de palitos de mastigação de erro na placa dentária e na gengivite de 20 indivíduos. Os resultados mostraram que as pontuações do índice gengival, índice de placa e sangramento à sondagem melhoraram significativamente, mas o grupo que usou escova de dentes mais palitos de mastigação de erro teve melhorias significativas. Os autores concluíram que a higiene oral e a saúde gengival podem ser melhoradas complementando os sticks de mascar mistake com a escovagem dos dentes devido às suas propriedades antibacterianas e anti-inflamatórias.[91]

42. **Gautami S et al, em 2019,** realizaram um estudo sobre a eficácia do ocimum sanctum, do aloé vera e do elixir bucal de clorexidina na placa bacteriana e na gengivite em 60 indivíduos. Os resultados mostraram que o ocimum sanctum, o aloé vera e a clorexidina são igualmente eficazes na redução dos índices de placa, gengival e hemorrágico. Os autores concluíram que o ocimum sanctum e o aloé vera podem revelar-se tão eficazes como o elixir bucal de clorexidina na redução da acumulação de placa bacteriana, da inflamação da gengiva e da hemorragia devido às suas propriedades antimicrobianas e anti-inflamatórias.[92]

43. **Stephanie Favrel et al, em 2020,** realizaram um estudo em 110 indivíduos que foram divididos em 2 grupos de 55 indivíduos. Os resultados mostraram que a escova de dentes híbrida eléctrica utilizada no seu modo combinado elimina a placa dentária de forma mais eficiente do que a escova de dentes manual comparativa. O autor concluiu que a pontuação da hemorragia papilar foi significativamente mais baixa com a escova de dentes híbrida em comparação

com a manual, devido ao facto de as cerdas serem suaves para os dentes e a gengiva e de serem fáceis de aceder a áreas como as superfícies posteriores e interproximais.[93]

44. **Christian Werner et al, em 2020,** efectuaram um estudo sobre o efeito do desenho da escova interdentária na placa bacteriana durante a terapia periodontal não cirúrgica em 10 indivíduos. Os resultados mostraram que não houve diferença no registo de controlo de placa, índice de placa aproximado, índice de sangramento papilar entre escovas rectas e em forma de cintura. Os autores concluíram que a concentração de clorexidina para elixir bucal e irrigação oral em adição à escovagem dos dentes era a mesma.[94]

45. **Takahiro Okawa et al, em 2020,** realizaram um estudo sobre a eficácia de uma escova de dentes iónica eléctrica recentemente desenvolvida em comparação com uma escova de dentes manual na remoção da placa bacteriana em 30 indivíduos. Os resultados mostraram que as escovas de dentes eléctricas demonstraram uma taxa de remoção de placa significativamente mais elevada do que a escova de dentes manual. O autor concluiu que as escovas iónicas eléctricas foram significativamente eficientes na remoção da placa bacteriana devido ao seu design que permite um maior acesso e uma remoção mais eficaz da placa bacteriana em áreas da boca mais difíceis de alcançar.[95]

46. **Sumio akifusa et al, em 2020,** realizaram um estudo sobre a comparação da redução da placa dentária após a utilização de escovas de dentes eléctricas com e sem fluorescência induzida por luz quantitativa - visualização digital aplicada em 20 indivíduos. Os resultados mostraram que a mudança nas pontuações de

desempenho de higiene pessoal no grupo de utilização do monitor foi significativamente maior do que no grupo de não utilização do monitor. Os autores concluíram que escovar os dentes enquanto se olha para um monitor que representa a placa dentária vermelha auto fluorescente através da aplicação de fluorescência digital induzida por luz quantitativa melhorou a eficácia da remoção da placa dentária em relação à escovagem dos dentes sem um monitor.[96]

47. **Christian graetz et al, em 2020,** efectuaram um estudo sobre a eficácia de limpeza e a força dos dispositivos auxiliares interdentários em áreas interdentárias reproduzidas em 3D em 60 indivíduos. Os resultados mostraram que a eficácia de limpeza experimental mais elevada foi medida com o maior tamanho de palitos interdentários de borracha com dedos elastoméricos. Os autores concluíram que os palitos interdentários de borracha com dedos elastoméricos limpavam mais eficazmente com forças mais elevadas, em comparação com os palitos interdentários de borracha com sais, porque os dedos mais compridos poderiam ser capazes de se adaptar melhor às superfícies dentárias, em comparação com os sais elásticos mais planos e menos elásticos.[97]

48. **Hoda abdelalf et al, em 2021**, efectuaram um estudo para comparar a eficácia da remoção da placa bacteriana com o fio dental de água e o fio dental normal em oitenta e três indivíduos. Os resultados mostraram que a redução nos escores de placa para o grupo de fio dental regular e fio dental de água foi de 89,09% e 87,23%, respetivamente. O autor concluiu que não houve diferença estatisticamente significativa nos escores de placa. O fio dental com água foi

tão eficiente quanto o fio dental comum na remoção da placa interdental em uso único.[98]

49. **Chun-Ting Wei et al, em 2021**, realizaram um estudo sobre os efeitos da estratégia escolar de promoção da saúde no controlo da placa bacteriana em 340 indivíduos que foram divididos em grupo de intervenção (166 indivíduos) e grupo de comparação (174 indivíduos). Os resultados mostraram que, em comparação com o grupo de comparação, o grupo de intervenção teve uma maior redução do índice de placa bacteriana. Os autores concluíram que a estratégia escolar de promoção da saúde foi eficaz na redução da placa bacteriana porque melhora os conhecimentos sobre saúde oral e a auto-eficácia em relação ao uso do fio dental.[99]

50. **Amina acherkouk et al, em 2021**, efectuaram um estudo sobre a eficácia de uma pasta de dentes com fluoreto estanoso na melhoria da saúde gengival em 130 indivíduos. Os resultados mostraram que o grupo de teste demonstrou um índice de placa significativamente mais baixo, índice de sangramento e índice gengival. Os autores concluíram que três semanas de escovagem duas vezes por dia com a pasta dentífrica de teste com fluoreto estanoso a 0,454%, em comparação com a outra, conduziram a uma diminuição significativa da hemorragia gengival, da inflamação gengival e dos níveis de placa em adultos com gengivite ligeira a moderada devido à sua propriedade bacteriostática e bactericida.[100]

Conclusão

Os biofilmes orais são muito heterogéneos em termos de estrutura e as técnicas modernas de biologia molecular identificaram cerca de 1000 espécies bacterianas diferentes no biofilme dentário, o dobro das que podem ser cultivadas. As bactérias num biofilme têm uma fisiologia diferente da das células planctónicas e vivem sob a limitação de nutrientes e num estado adormecido, pelo que um biofilme está organizado de forma a maximizar a energia, a disposição espacial e o movimento de nutrientes e subprodutos, com vantagens que incluem um habitat mais vasto para o crescimento, uma maior resistência aos agentes antimicrobianos e à defesa do hospedeiro e uma maior capacidade de causar doenças. A investigação sobre biofilmes microbianos processa-se em muitas dimensões, com especial incidência na elucidação dos genes especificamente expressos por organismos associados a biofilmes, na avaliação de diferentes abordagens de controlo para prevenir ou remediar a colonização de dispositivos médicos por biofilmes e no desenvolvimento de novos métodos para avaliar a eficácia desses tratamentos.[50]

O controlo mecânico da placa bacteriana é a forma mais importante de se livrar da acumulação diária de placa bacteriana. Com o desenvolvimento contínuo do estilo de vida, os métodos de controlo mecânico da placa bacteriana avançam de dia para dia. Houve um tempo em que as pessoas costumavam limpar os dentes com palitos de mastigar, que mais tarde foram modificados para escovas de dentes manuais, e agora existe a era dos métodos avançados de controlo da placa bacteriana, tais como escovas de dentes eléctricas, escovas ultra-sónicas, escovas iónicas, escovas de dentes para mastigar, escovas de dentes a laser, escovas de dentes com tufos nas extremidades, dispositivos de fio dental elétrico para controlo da placa interdentária e dispositivos de irrigação oral para controlo da placa pan-oral. Os dispositivos mecânicos convencionais de controlo da placa bacteriana, como a escova de dentes manual, os palitos de mastigar e os fios dentais, exigem destreza manual e consomem muito tempo, ao passo que os avanços recentes são mais precisos e menos morosos. Estes dispositivos avançados devem ser incluídos nas medidas de rotina de controlo mecânico da placa bacteriana. Estão em curso novos desenvolvimentos e não está muito longe o dia em que a placa bacteriana poderá ser controlada de forma mais fácil, eficaz e precisa em poucos segundos.[25]

Um dos principais aspectos da prática da medicina dentária é o controlo da placa bacteriana. A medicina dentária incentiva cada paciente a assumir a responsabilidade quotidiana pela sua própria saúde oral. Uma saúde oral óptima não pode ser obtida ou mantida sem terapia periodontal. Em todos os procedimentos dentários, cada paciente deve ser formado e encorajado a seguir um controlo regular da placa bacteriana. O controlo eficaz da placa bacteriana permite que as pessoas com problemas gengivais e periodontais recuperem a saúde, evita a deterioração dos dentes e mantém a saúde oral durante toda a vida.[51]

Referências

1. Nicholas S. Jakubovics Steven, D. Goodman, Lauren Mashburn-Warrem , Graham P. Stafford ,Fabian Cieplik. A matriz do biofilme da placa dentária. Periodontol.2000

2. Philip D Marsh. Dental plaque as a biofilm and a microbial community implications for healthand disease. BMC Oral Health 2006, 6(Suppl1):S14

3. Rajiv Saini, Santosh Saini, Sugandha Sharma. Biofilme: Uma infeção microbiana dentária. J Nat SciBiolmed.

4. Burton Rosan, Richard J. Lamont. Formação da placa dentária. Microbes Infect.2,2000.

5. A.AA.SCHEIE. Mecanismos de formação da placa dentária.AdvDentRes8(2):246-253.

6. Zoya Chowdhary, Ranjana Mohan, Vandana Sharma, Rohit Rai, Aruna Das. Agentes reveladores na periodontite - Uma atualização. JDCA

7. Aditya Tadinada, Jessica Kilham, Pooja Bysani, Aadarsh Gopalakrishna.The evolution of a tooth brush: from antiquity to present- a mini-review.J Dent Health Oral Disord Ther. 2015;2(4):127-130.

8. Frank Lippert. Uma introdução à pasta de dentes - O seu objetivo, história e ingredientes. MonogrOral Sci. Basel, Karger, 2013, vol 23.

9. Xuesong He, Xuedong Zhou e WenyuanShi. Microbiologia Oral: Past, Present and Future.Int JOral Sci. 2009 June ; 1(2):47-58.

10. MarshPD. A placa dentária como um biofilme microbiano. CariesRes. 2004;38:204-21.

11. Carranza's Clinical Periodontology Second South Asia Edition.RELX India Ltd., Navi Mumba.2015.

12. Philip D Marsh. A placa dentária como biofilme e comunidade microbiana - implicações para a saúde e a doença. BMC Oral Health v.6(Suppl.1).

13. M. Addy, M.A. Slayne e W.G. Wade.The formation and control of dental plaque-an overview. J. appl. bacteriol.1992, 73,289-278

14. Shantipriya Reddy. Essentials of clinical periodontology and periodontics.Jaypee brothers medical publishers ltd. Nova Deli. 2014. 53-58.

15. Zeynep Yenen, Tijen Atacag. Cuidados orais na gravidez. J Turk Ger Gynecol Assoc 2019; 20: 264-8

16. Loesche WJ, Syed SA, Laughon BE, Stoll J. A bacteriologia da gengivite ulcerativa necrosante aguda. J.Periodontol 1982Apr;53(4):223-30.

17. Aysan Lektemur Alpan. Periodontite agressiva. Anais de Periodontologia. 1999 Dec;4(1):1-6.

18. Armitage GC. Comparação das caraterísticas microbiológicas da periodontite crónica e agressiva. Periodontol 2000. Jun2010;53:70-88.

19. Bob T. Rosier, Marko De Jager, Egija Zaura e Bastiaan P. Krom. Historical and contemporary hypotheses on the development of oral diseases: are we there yet? Front.Cell. Infect. Microbiol.Vol 4. Artigo92.

20. Soben Peter. Essentials of Public health dentistry (Fundamentos da medicina dentária de saúde pública). Arya meds publishing housepet. Ltd, Nova Deli. 2018. 482-510.

21. Prasad Kulkarni, Dhirendra Kumar Singh, Md Jalaluddin, Ipsita

Jayanti.Índices em Odontologia: Recitação de doenças orais em valor numérico. J Res Adv Dent 2016;5:2:261- 268

22. Dr. Dipayan Datta, Dr. S. G. Ramesh Kumar, Dr. M. B. Aswath Narayanan, Dr. A. Leena Selvamary e Dr. A. Sujatha. Agentes reveladores utilizados em medicina dentária. World J.Pharm.Res.Vol 6, Issue6,2017.

23. Claydon NC. Conceitos actuais sobre escovagem de dentes e limpeza interdentária. Periodontol 2000 2008;48:10-22.

24. SharmaK, Sangwan A.Era das escovas de dentes inteligentes. AdvHumBiol2013;3:2.

25. Newman, M. G. e Socransky, S. S.Predominant Cultivable Microbiota in Periodontosis, J Periodont Res 12:120-128, 1977.

26. Axelsson, P. e Lindhe, J.: The Effect of a Preventive Program on Dental Plaque,Gingivitis and Caries in School Children, J Clin Periodontol 1:126-138, 1974.

27. Ghassemi A, Hooper W, Patel V, Milleman J, Milleman K.Comparative Plaque Removal Efficacy of a New Powered Toothbrush and a Manual Toothbrush. J ClinDent 2016;27(3):76-79.

28. Slot DE, van Palenstein Helderman WH, Wiggelinkhuizen L, Van der Weijden GA. A eficácia das escovas de dentes eléctricas após um exercício de escovagem: uma revisão sistemática. Int J.DentHyg 2016;14(1):29-41.

29. Van Swol RL, Van Scotter DE, Pucher JJ, Dentino AR. Avaliação clínica de uma escova de dentes iónica na remoção da placa bacteriana estabelecida e na redução da gengivite.Quintessence Int 1996;27:389-394.

30. Van der Weijden FA, Slot DE. Eficácia dos regimes de cuidados domiciliários para a remoção mecânica da placa bacteriana na gestão da gengivite, uma meta revisão. J Clin Periodontol 2015; 42 (Suppl. 16): S77-S91.

31. Suomi, J. D.; Greene, J. C.; Vermillion, J. R.; Doyle, J.; chang, J. J.e Leatherwood, E. C.The Effect of Controlled Oral Hygiene Procedures on the Progression of Periodontal Disease in Adults, J.Periodontol 42:152-160, 1971.

32. Jordan, H. V. e Depaola, P. F.Effect of a Topically Applied 3% Vancomycin Gel on S. mutans on Different Tooth Surfaces, J.Dent Res 53:115-120, 1974.

33. Cutler, R. A.; Diana, G. D.; eSchalit, S.: Bisbiguanides-A New Series of Antimicrobial Agents, Soap and Chemical Specialties 42:45-50, 1966.

34. Lobene, R. R.; e Soparkar, P. M.The Effect of an Alexidine Mouthwash on Plaque and Gingivitis, JADA 87:848-851,1973.

35. Arnab Mandal, Dhirendra Kumar Singh, Humaira Siddiqui, Diptajit Das1, ArkaKantiDey. Novas Dimensões no Controlo Mecânico da Placa: Uma visão geral. Indian J Dent Sci 2017;9:133-9.

36. Robin Davies, Crispian Scully, Antony J. Preston. Dentifrices - uma atualização. Med Oral Patol Oral Cir Bucal. 2010 Nov 1;15(6):e976-82.

37. Tarun Vyas, Garima Bhatt, Abhishek Gaur, Chetan Sharma, Akshya Sharma, Ravleen Nagi.Chemicalplaquecontrol-Abriefreview.JFamilyMedPrimCare2021;10:1562-8.

38. Eisenfeld, I., e Friedman, E.V. Observations on the dental treatment of cerebral palsied children (Observações sobre o tratamento dentário de

crianças com paralisia cerebral). JADA 47:538 Nov 1953.

39. Green, A. Office care for the handicapped. Bull NJSoc Dent Child 12:6 abril de 1964.

40. Rosenstein, S.N. On dentistry for the handicapped. Bull NJ Soc Dent Child 12:3 abril de 1964.

41. McClure, D.B. A comparison of toothbrushing techniques for the preschool child (Uma comparação de técnicas de escovagem de dentes para a criança em idade pré-escolar). J Dent Child 33:205 maio de 1966.

42. Starkey, P. Instruções aos pais para escovar os dentes da criança. J Dent Child 28:42 1º trimestre de 1961.

43. Green, A., e outros. A escova de dentes eléctrica como adjuvante na manutenção da higiene oral em pacientes deficientes. J Dent Child 29:169 3º trimestre de 1962.

44. Hall, A.W., e Conroy, C.W. Comparação de escovas de dentes automáticas e manuais: Toothbrushing effectiveness for preschool children (Eficácia da escovagem de dentes em crianças em idade pré-escolar). J Dent Child 38:17 Set-Out 1971.

45. Academia Americana de Odontopediatria. Gestão de pacientes dentários com necessidades especiais de cuidados de saúde. O Manual de Referência de Odontopediatria. Chicago, Illinois: Academia Americana de Odontopediatria;2021:287-94

46. Ronald Johnson, Diane Albertson. Controlo da placa bacteriana em crianças com deficiência. JADA, vol.84, abril de 1972

47. Saini R, Saini S, Sharma S. Biofilme: Uma infeção microbiana dentária. J Nat Sc Biol Med 2011;2:71-5.

48. Menon L, Ramamurthy J. Novas perspectivas no controlo da placa bacteriana. IOSR J Dent Med Sci 2014;13:64- 8.

49. Vyas T, Bhatt G, Gaur A, Sharma C, Sharma A, Nagi R. Controlo químico da placa bacteriana - Uma breve revisão. J Family Med Prim Care2021;10:1562-8.

50. Nunn JH. The dental health of mentally and physically handicapped children: a review of the literature (A saúde dentária das crianças com deficiências físicas e mentais: uma revisão da literatura). Community Dent Health. 1987Jun;4(2):157-68.

51. Per axelson B ,Ericsson, Y., e Forsman. Fluoreto retido de enxaguatórios bucais e dentifrícios em crianças em idade pré-escolar. Caries Res 3:290 3º trimestre de 1974.

52. .A. J .formicola , Pochee E, Rudolph MJ, et. al. Avaliação de sprays de fluoreto estanoso e clorexidina na placa bacteriana e gengivite em crianças deficientes. J Clin Periodontol. 1978 May;18(5):281-6.

53. J.R.Francis, Wolnerman JS, Lavie G. et. al. Necessidades de tratamento periodontal e higiene oral para indivíduos institucionalizados com condições deficientes. Spec. Care.Dentist. 1986 Jul- Ago;4(4):173-6.

54. Gibson MT, ThompsonM, TorresyapG, et.al. Efficacy of manual and powered toothbrushes Effect on clinical parameters. J Clin Periodontol. 1987 Oct;28(10):937-46

55. Chikte um, Stacey F, Heasman L, et. al. Um estudo comparativo das escovas de dentes Philips HP 735, Braun/ Oral B D7 e Oral B 35 Advantage. J Clin Periodontol. 1990 Feb;26(2):85-90.

56. Jasim M.Albandar, Timmerman MF, Piscaer M, et. al. Uma comparação da eficácia de uma nova escova de dentes eléctrica e de uma escova de dentes manual no tratamento da gengivite. AmJDent. 1994 Sep;11(Spec No): S23-8.

57. Claydon N, Timmerman MF, Reijerse E, et. al. O efeito a longo prazo de uma escova de dentes eléctrica oscilante/rotativa na gengivite. Um estudo clínico de 8 meses. J Clin Periodontol. 1996 Feb;21(2):139-45.

58. Smith AJ, Lamont T (2013) Pasta dentífrica contendo triclosan/copolímero para a saúde oral. J Clin Periodontol 1996;12- 15.

59. SimranR.Parwani,CasatiMZ,CasarinRC,CorrêaMG,CiranoFR,NegriBM,PimentelSP(20 03) Impacto de uma pasta dentífrica contendo triclosan durante a progressão da mucosite peri-implantar experimental: parâmetros clínicos e padrão local de mediadores osteo-imunoinflamatórios no fluido peri-implantar. J Periodontol 2003:203-212.

60. Van strydonk DAC, Willis L, Moran J. O efeito da pasta de dentes e dos enxaguamentos com clorexidina na acumulação de placa bacteriana durante um período de 4 dias. J Clin Periodontol 2004; 10:89-98.

61. M. Cem Dogan, Johnson JD, Kuftinee MM. Avaliação a longo prazo da pasta de dentes e do enxaguamento oral contendo extrato de sanguinaria no controlo da placa bacteriana, da inflamação gengival e da hemorragia sulcular durante o tratamento ortodôntico. AmJOrthod Maxillofac

Orthopaedics2004;96:199- 207.

62. Fatma Yesim Bozkurt, Abrams H, Brown AT, Matheny JL, Kaplan AL. Efeitos clínicos e microscópicos do enxaguatório bucal e do dentífrico contendo sanguinaria com e sem flúor durante 6 meses de utilização. J Periodontol2004;62:617-22.

63. Ginseppe pizzo, Rolla G. Efeito de inibição da placa bacteriana de combinações de clorexidina com iões metálicos de zinco e estanho. Ata Odont Scand2006;38:213-7.

64. Hugoson A, Skaug, Ahmad I. Uma comparação antimicrobiana in vitro do extrato de miswak com elixires bucais sem álcool disponíveis no mercado. Int J Dental Hygiene2007;3:18- 24.

65. Ricardo palmer teles, Addy M, Roberts S. A comparison of natural product, triclosan and chlorhexidine mouthrinses on 4-day plaque regrowth. J Clin Periodontol 2008 ;19:578-82.

66. Ginseppe pizzo. Clorexidina: continua a ser o padrão de ouro? Periodontol 2008;15:55-62.

67. Teitelbaum, Gjermo P, Rolla G, Waerhaug J. Side effects of chlorhexidine mouthwashes.Scand JDent Res 2009;79:119-25.

68. Pradeep S. Tangade, Timmerman MF, Verstag PA, et al. Segurança e eficácia de duas escovas de dentes manuais. Int J Dent Hyg.2013;8:280-285.

69. PF Waghmare. A comparative evaluation of the Scrub and Bass Methods of toothbrushing with flossing as an adjunct (in fifth and sixth graders). Am J

Public Health. 2011;66(11):1078-81.

70. Costa x, Segura EJ, Bullón FP. Comparação da técnica de Bass modificada com práticas normais de escovagem de dentes para eficácia na remoção de placa supragengival. Int J Dent Hyg. 2013 May1;1(2):110-4.

71. B. Meena Priya, Bombardelli CG, Walker CS, Neves KV, Tonet K, Nishi RN, etal. Avaliação periodontal de diferentes técnicas de escovação dentária em pacientes com aparelhos ortodônticos fixos. DentPress J Orthod. 2014;18(1):76-80.

72. Nayara kellylyrio ferraz, Mitter S, Lehner M, Munzert J, Deinzer R. Melhorando as habilidades de higiene bucal por meio de treinamento baseado em computador: uma comparação controlada randomizada das técnicas bass modificada e fones. PLOS ONE.2014;7(5):e37072.

73. Dadkhah M, Klimek J, Saleschke G, Ganss C. Adoção de uma técnica de escovagem de dentes: um ensaio clínico controlado e aleatório. Clin Oral Investig.2014;14(1):99-106.

74. Gulnarradafshar, Gustafsson LB, Segerlund N, Hagberg C, Ostby PN. Papel da técnica de escovagem e do design da escova de dentes na remoção da placa bacteriana. Eur J Oral Sci.2015;92(4):344-51.

75. Rahul Mishra, GjermoP. O efeito de remoção de placa dos nossos métodos de escovagem de dentes. EurJOral Sci.2015;79(4):502-06.

76. José Carlos Elias, Sullivan AJ, Pascuzzi JN, Deasy MJ. Avaliação de dispositivos de limpeza na manutenção da saúde gengival interproximal. J Periodontol.2015;46:745-747.

77. B Kurtz, Woelber JP, Holst K, et al. Eficácia clínica e aceitação pelos

pacientes de uma cerda interdentária de borracha. Um ensaio aleatório controlado. Clin Oral Investig. 2016;173- 180.

78. Meena syed., Jacques N.A., Definição de uma unidade de repetição fundamental em regiões de ligação de glucosiltransferase estreptocócica e sequências relacionadas, J. Dent. Res. 73 (2016) 1133-1141.

79. Shivjot chin, van Houte J., Sobre a formação de placas dentárias, J. Periodontol. 44 (2016) 347-360.

80. Carlos Eduardo, Haffajee A.D., Cugini M.A., Smith C., Kent R.L., Microbial complexos na placa subgengival, J. Clin. Periodontol. 25 (2016)134 144.

81. Srinivas R.Myneni, Slot DE. Eficácia dos regimes de cuidados domiciliários para a remoção mecânica da placa bacteriana na gestão da gengivite - uma meta-visão. JClinPeriodontol2017;42Suppl16:S77- 91.

82. Yiynan sue, Arabi SR, Sabounchi SS, Roshanaei G. A eficácia da sequência de escovagem e uso do fio dental no controlo da placa bacteriana e da inflamação gengival. Oral Health Prev Dent 2017;13:267-273.

83. F.Graziani, Slot DE, Haps S, Van der Weijden GA. A eficácia do fio dentário para além da escova de dentes na placa bacteriana e nos parâmetros da inflamação gengival: Uma revisão sistemática. Int J Dent Hyg2017;6:265-279.

84. Saravana.kandaswamy,MReise,MKlukowskaJMGrenderHTimm,BWSigusch.Arandomi zedclinical trial comparando a eficácia da remoção de placa bacteriana de uma escova de dentes eléctrica com rotação oscilante com uma escova de dentes manual por múltiplos examinadores. Int J

DentHygiene.;2018

85. A.V.Joshi, Danser MM, Nijboer A et al. A eficácia da remoção da placa bacteriana de uma escova de dentes oscilante/rotativa. J Clin Periodontol 2018; 20:273-278.

86. Chandrashekhar janakiraman, Xie Q, Ainamo A, Kallio P. Avaliação do efeito de uma escova de dentes eléctrica oscilante/rotativa na saúde oral: um estudo longitudinal de 12 meses. J Clin Periodontol 2018; 24: 28-33.

87. Manish khatri, Bay L. Comparação de uma escova de dentes manual e de uma nova escova de dentes eléctrica para controlar a placa bacteriana e a gengivite. J Clin Periodontol 2018; 21:86-90.

88. M Shilpa, Weatherford TW, Menaker L. Uma comparação entre o Braun Oral-B Plaque Remover (D5) elétrico e uma escova de dentes manual no tratamento da gengivite. J Clin Dent 2019; 4: 48-51.

89. Janella freitasmonterio, Dembling W, Warren PR et al. Uma investigação clínica de 3 meses que compara a segurança e a eficácia de uma escova de dentes eléctrica (BraunOral-B3D Plaque Remover) com uma escova de dentes manual. Am J Dent 2019; 11:S17-S21.

90. Gatemen Mazhari, ProskinH. Uma comparação da eficácia e segurança de uma escova de dentes infantil eléctrica e manual. J Am Dent Assoc 2019; 128:469-474.

91. Noha rifacy, Chater B. O papel da escova de dentes eléctrica no controlo da placa bacteriana e da gengivite: uma visão de 5 anos de experiência clínica com o BraunOral-BPlaque Remover. Am J Dent 2019; 9:S5-S11.

92. Gautami S, MVan der Weijden GA. O efeito do dentifrício ou gel de clorexidina versus enxaguatório bucal de clorexidina na placa, gengivite, sangramento e descoloração dos dentes. Int J Dent Hygiene 13, 2019;83-92.

93. Stephanie favrel, Addy M, Adams G et al. Uma comparação de dois regimes de escovagem com gel de clorexidina e um regime de escovagem com pasta de dentes convencional para o desenvolvimento de manchas nos dentes durante um período de 6 semanas. Int J Dent Hyg 2020; 4:183-188

94. Christian Werner, MonicaLaCara, MariaEsterLicata, IgnazioPizzo e MatteoD'Angelo. The Effects of an Essential Oil and an Amine Fluoride/Stannous Fluoride Mouthrinse on Supragingival Plaque Regrowth. J Periodontol . julho de 2020

95. Takahiro Okawa, Mahshid Ghotbizadeh, Farshid Saadat & Nastaran Mirfarhadi. Efeitos do enxaguatório bucal de chá verde (Camellia sinensis) contendo 1% de tanino na placa dentária e gengivite crônica: um estudo duplo-cego, randomizado e controlado. JICD (2020) ,0,1-7

96. Sumio akifusa, Pitta SR. Eficácia dos colutórios *de Ocimum sanctum, Aloe vera* e clorhexidina na gengivite: Um estudo clínico comparativo controlado e aleatório. AYU 2020;40:23-6.

97. Christian gractz, Sharath A, Priya PRG. Comparação da Eficácia de Probióticos, Colutórios à base de Clorexidina e Terapia de Puxar Óleo na Acumulação de Placa e Inflamação Gengival em Crianças de 10 a 12 anos de idade: Um Ensaio Controlado Aleatório. Int J Clin Pediatr Dent2020;11(2):66-70.

98. Hoda abdelalf, Chaudhari AU, Karhadkar VM, Jamkhande AS. ComparativeEvaluation of Turmeric and Chlorhexidine Gluconate Mouthwash in Prevention ofPlaque Formation and Gingivitis: Um Estudo Clínico e Microbiológico. J Contemp Dent Pract 2021;12(4): 221-224.

99. Chun-Ting Wei, Timmerman MF, Van der Velden U, Van der Weijden GA: O efeito da estratégia escolar de promoção da saúde na eficácia antiplaca de um enxaguatório bucal com clorexidina usado em combinação com a escovagem de dentes com dentifrício. J Clin Periodontol 2021; 31:691695.

100. Amina acherkonk, Bruce Hunter e Martin Addy. Efficacy of stannous fluoride toothpaste in improving gingival health in handicapped children (Eficácia da pasta de dentes com fluoreto estanoso na melhoria da saúde gengival em crianças deficientes). J. Periodontol. julho de 2021.

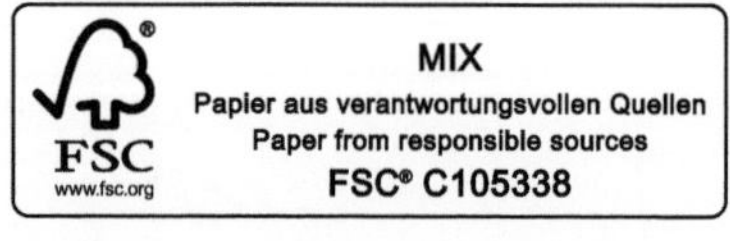

Printed by Books on Demand GmbH, Norderstedt / Germany